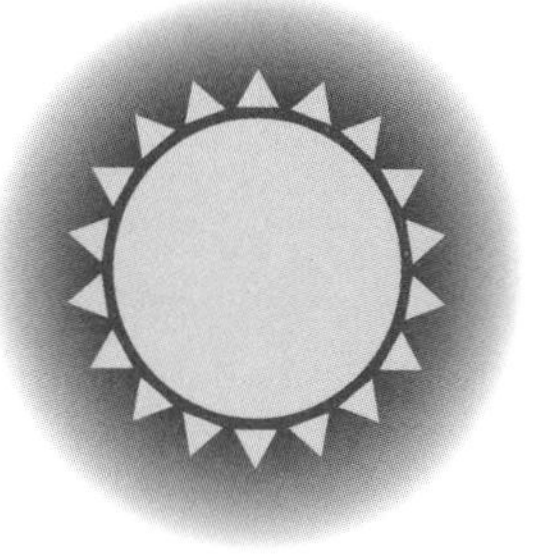

薬づけ人生からの脱出

頭痛がない!

1万人以上を救った
頭痛セラピー
「日だまりショット」
の奇跡

頭痛治療家
（日だまり整体院 院長）日比大介

現代書林

はじめに

◎頭痛で苦しむ人生を一緒に乗り越えましょう

「まるで蛇口を閉められたように苦しいんです！」

これが、頭痛患者さんの叫びです。蛇口とは首のことで、ズキズキガンガンする頭を取りはずしたいという頭痛患者さんの叫びです。まるで蛇口がギューギューに閉まっているような感覚が常にあって、周期的にドカーッと襲ってくる痛み。いわゆる「偏頭痛」と呼ばれる症状です。

私の治療院には、毎日たくさんの頭痛患者さんが車で1時間も2時間もかけてやってきます。首がパンパンで、後頭部もガチガチになってやってきます。実際に触ると、私の手のひらに、彼らの生きる苦しさの叫びが伝わってきます。

現在日本には、3000万人の頭痛患者さんがいると言われています。そして、偏頭痛は治らないとも言われます。それが、手だけで治ってしまったらどうでしょう？

この本では、頭痛を手で治す現場の声を集約して、何十年も頭痛で悩んでいる人のために、たくさんの希望の光を届けたいと思っています。

「MRIで検査して『異常なし』とお医者さんに言われたけど、頭痛が治らない！」

「頭痛薬だけではなく、予防薬まで飲んでいるのに、全然痛みが減らない！」

こういう八方塞がりのあなたのために、本当の頭痛の原因をお伝えしたいです。そして、頭痛は手で治るということをわかってください。

さらに、頭痛という症状の裏側にある真実のストーリーを知っていただきたいです。頭痛は、人生です。一生懸命に生きる真面目な人だからこそ、首がパンパンに張ってしまう現状があるんです。

その壁を一緒に乗り越えましょう。ずっと誰にもわかってもらえなかった頭痛の人たちの未来が、ここにあります。真心を持って必死で耐えてきた人生に光を届けます。

先日、小学校4年生で頭痛がひどくて毎日学校を休んでいた男の子を持つお母さんが、こんな話をしてくれました。

その男の子は、日だまりショット（私が行っている頭痛治療のための手技）で頭痛が治り、学校に元気よく通っていて、今は中学の受験に燃えているそうです。すごいです！　そして彼は、「僕、日比先生みたいな頭痛治療家になるんだ」と話しているそうです。

毎年、彼から気合いの入った年賀状が届きます（78ページ参照）。私は、天にも昇るほど嬉しい気持ちになりました。生物が好きな彼は、生き物のことをたくさん学んで、自分みたいに頭痛で苦しんでいる子を救うことを胸に誓っているそうです。

救われた人が、次の人を救っていく――私は、こうした素晴らしい世界を望んでいます。

◎私が頭痛治療家になった経緯をお話します

申し遅れましたが、私は愛知県蒲郡市という人口8万人の片田舎で頭痛専門の整体院を開業している頭痛治療家の日比大介と申します。

現在、開業して14年になります（２０２０年）。毎月２５０名以上の頭痛患者さんを治療して、これまでに1万人以上の頭痛患者さんをこの手で救ってきました。

私はもともと尾崎豊さんのようなロック歌手になりたくて、音楽の道を志していました。しかし16年前、夢に挫折し、地元の蒲郡市に帰ってきました。

「これから何で食べていこうか?」と思っていたところ、マッサージが上手だと人に言われていたこともあり、一念発起して整体院を開業しました。

しかし、肩こりや腰痛の人をモミモミしているだけでは、全然人が来なくて悩みました。しまいには施術ベッドに自分も寝ていました。そんなダメダメな日々の中、今の奥さんと出会いました。

お金がなかった私は、急に妻を食べさせていかないといけなくなり、尻に火がつきました。そして、得意分野の頭痛治療に特化しようと決意しました。

突然、得意分野の頭痛治療と言われても説明が必要ですね。ここでは、私自身が自分の頭痛を治したことで、独自の治療法を開発した経緯について話していきます。

私は小学生の頃に、祖母に鍼の先生のところに連れて行ってもらったことがありました。そのときは、頭痛はそんなになかったのですが、小学生なのにストレスがあったのでしょう、肩こりや背中の張りなどに苦しんでいました。

その鍼のおじいさん先生に「君は、頚椎2番が左にズレとるな〜」と言われたのです。小学生ながら「頚椎2番」という言葉がやけに気になり、それからはよく首を触っていました。

そして、中学2年生の頃に頭痛になりました。頭がガンガン痛くなり、母に市民病院に連れて行かれ、そこの先生に「君は自律神経失調症だね！」と言われました。このとき「自律神経」というキーワードが私の記憶に刻み込まれました。

頭痛は薬を飲んで治っていきましたが、おそらく思春期の体の変化や心の変化が引き起こしたものではないかと思っています。

その後は、風邪を引くたびに、緊張するたびに、不良に絡まれるたびに、首がパンパンに張るものだから、「おかしいな〜?」と思っていました。自分で首をポキッて鳴らすと一瞬だけ楽になるけど、やっぱりダメでした。

それから20代の頃、音楽活動を始め、親に反対されながらも東京へ家出して路上ライブを頑張っていました。しかし、夕方4時を過ぎると、どうにも首や肩が張ってきてヒドい頭痛になり、カラオケボックスで寝るような状態になりました。

そのとき、首の骨がボコッと出ている部分を自分で触って頭痛を治そうと研究したのです。そして、首の骨の出っ張りを自分で調整して、ついには頭痛やだるさが緩和することを発見しました。

何しろ当時は頭痛だけでなく、やる気がしなくて、体までだるい症状が襲っていたのです。ぐわーーって大きな塊が空から落ちてくるような感じでした。

しかし、首の骨の出っ張りを〝あるやり方〟でこすると、スーッと痛みが抜けて楽になるのです。そうです！　その首の出っ張りこそが「頚椎2番」なのです。

私の頚椎2番は、思いっきり左にボコン！と出っ張っていました。この出っ張りで人に負けたことはあんまりないと思うほど出ています。

当時の私は、大都会のエネルギーに負けて、渋谷駅前をゾンビのように、生きる気力を失って虚ろな目つきで歩いていました。アルバイトのトイレ掃除で、鏡に向かって「おい、大介！　大丈夫か？」と問いかけていたのを今でも覚えています。

そして、苦悶の末、音楽の道で挫折して、故郷に帰りました。情けなくて恥ずかしかったです。しかし、挫折の日々の中にあっても音楽と同じように、どうせなら人を癒し、救う仕事をしようと思い、30歳で整体師の道を志すことになりました。首が悪くて頭痛になっていたので、まずは首の治療がうまい整体法をいろいろ探しました。

そうした中で、中国整体の「推拿《すいな》」という技術に出合います。3年間の猛勉強の中で、中国に研修に行く機会がありました。

中国では、病院は「科学院」という名前で、西洋医学と東洋医学を両方やっていました。研修では人体解剖や気功、臨床の実習がありました。そのプログラムの中で、「頚椎」にフォーカスした授業があり、「頚椎の治療がうまい人はどこの部位もうまい」ということを話していました。

「頚椎沿いは自律神経が走っているので、気をつけて触らないと一気に体が緊張してしまう部位なので、慎重に治療しましょう」と、中医の先生から説明がありました。また「逆に頚椎にうまくタッチできれば、体全体の緊張を取ることができる」とも先生は熱く語っていました。

私は自分の体における歴史から、「頚椎2番」「自律神経」「緊張（心）」という3つのキーワードがスコーンと自分の中で意味が通りました。心の中でガッツポーズをしたほどです。しかしそのときは、自分の整体人生の中で、「3000万人を救う頭痛治療」という大きなテーマになるとは思ってもいませんでした。

それからは、妻も頭痛持ちだったため（頚椎2番右ズレ）、彼女の後頭部を借りて日夜練習しました。どのルートから頭痛が起こってくるのかを研究したのです。

そして、いよいよ整体院に来る本物の患者さんに頭痛治療を施したところ、ことごとく治っていきました。偏頭痛の人も痛みが出なくなって、私自身がびっくり仰天でした。「これはいける！」と思い、全国の整体業界で初めて「頭痛専門」の旗を立てたのです。

イチかバチかでしたが、私の理論は当たっていました。施術する私の中指がしっかりと患者さんの頭痛の原因になっている首の出っ張りに当たって、そのタッチ感に「これだ！」という治る確信を感じました。患者さんの苦しみの声が、首の骨から私の指先に伝わって聞こえてくるのです（本当です！）。

それは、冒頭で申し上げたように、まさに「まるで蛇口が閉まっているように」、首の骨のまわりがガチガチに硬くなっているのです。

もし、あなたが頭痛患者さんなら、間違いなくそこがやばい状態になっていることがわかるでしょう。「ここだ！」というポイントをちょこっとタッチするだけで、「え？　ウソだあ！」というほど頭痛がなくなってしまうのです。改善率95％なので、ほとんど人の頭痛の原因は頸椎2番、〝そこ！〟にあります。

◎頭痛は心の状態まで悪くしてしまいます

頭痛患者さんの頭痛が治らないパターンとして、「ストレスじゃないか？」「心の病気じゃないか？」「やる気がないんじゃないか？」などと仮病を疑われたりして、心療内科に送られるケースもたくさんあります。

私も頭痛や頭の重さに加えて、天井が落ちてくるような重だるさと気持ちのダウンがあって悩んでいたので、体感としてよくわかっていますが、頭痛の人は、自律神経のバランスが崩れてしまっていることが多く、心の状態も結果的に気分の沈み込みとして出てくるのです。

本当の頭痛の原因である首の骨の〝あそこ〟にタッチしてあげれば、頭痛だけでなく自律神経のバランス改善から気分まで爽快になれます。

当院の患者さんのほとんどは、初診のときに死にそうな顔で来院します。「この人、生きていけるかな～」と思うほど暗い雰囲気で来るのですが、治療を受けて「こんなに明るい人だったんだ～」と驚くほど、飛びっきりの笑顔になって帰っていきます。もうそれは、まさに人生の大逆転劇です。

ぜひ覚えておいてください。頭痛薬を飲まずに暮らせます。笑顔で明るい生活が送れます。あなたの頭痛のつらさをわかってくれる手があります。もう壁の前で立ち尽くす日々が終わります。あなたの頭痛が治って、家族みんなが笑顔の暮らしになることを心より願っています。

頭痛は、その人だけでなく、家族の雰囲気まで暗くしてしまいます。特に子どもやお母さんが頭が痛くて寝込んでいたら、家庭に太陽がなくなってしまいます。

もし、あなたの状態がそうなら、早く救ってあげたいです。そして、頭痛のない普通の暮らしを手に入れてください。

◎頚椎2番にタッチして頭痛の人を救っていきましょう

ここで一つ、言葉を紹介します。

太陽のような愛を持って
頭痛の人を救っていこう
町に光を灯していこう
その一つ一つの光が合わさったとき
世界は、日だまりの家族になる

これは、私が塾長を務める日比塾のスローガンです。日比塾は、全国3000万人の頭痛の人を救っていくミッションを持って活動しています。北海道から沖縄まで全国各地で、私の開発した頭痛治療「日だまりショット」を使って、頭痛患者さんを救っています。私じゃなくても「日だまりショット」を使えば、30年悩んだ頭痛が改善できるのです。

本書では、全国から届いた頭痛改善の声も掲載しておきます。あなたの症状と比較してみていただきたいと思います。

頭痛の原因は、一般的に姿勢やストレス、目の使いすぎと言われますが、実際のところまだ原因不明です。

頭痛持ちの人は、ロキソニンやイブ、バファリンなどの家庭の頭痛薬で痛みを抑えて暮らしていたり、病院に行っている人は、イミグランやアマージ、マクサルトなどの偏頭痛薬で一時的に頭痛を消している状態です。

よくマッサージで首はやってはいけないという定説がありますが、「タッチポイント」と「やり方」さえ間違わなければ、スッと治ります。

本書では、頭痛が起こるメカニズムから治療の理論、自分で頭痛を治すメソッドまで紹介していますので、ぜひ読んでいただき、ご自身の頭痛の原因を発見するとともに、1日でも早く頭痛のない生活になっていただきたいと思います。

目次

第1章 衝撃の事実！
頸椎2番にアプローチすれば頭痛は消える

第2章 本邦初公開！

自分の力で頭痛を治せる3つの方法がある

第3章 予防が第一！

自分で心のケアをすれば頭痛は止められる

第4章 夢は大きく！

頭痛治療家を育てて全国の患者さんを救う

おわりに

プロローグ

感動の症例!

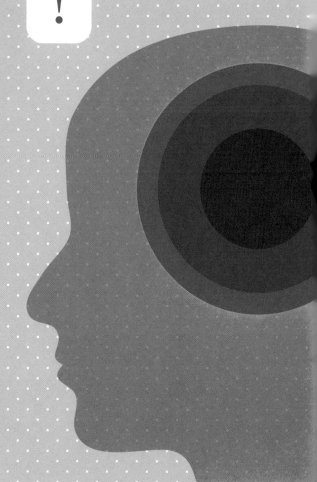

長年
悩まされてきた
重い頭痛が改善した

ある夏の日、運命の電話が鳴った

本書の最初に、「日だまりショット」を受けて頭痛が治ったある患者さんのお話をしましょう。彼女は35歳の石田ゆうこさん。家事手伝いで自宅療養中の女性でした。

ある年の8月の終わりのこと。夏の日差しは中央公園のセミの声とともにアスファルトを焦がしていた。私は、カーテン越しに公園の風景を覗いて、ベンチにいる人を見やった。

おばあさんたちは散歩の途中に公園で休んでいくのだ。何もやることがなくて、ただ空気を見つめて夏の日差しを受けて座っている。

普通に元気なように見える人でも、本当はどんな闇を抱えて生きているかわからない。公園の中にある児童館から子育てママが出てきて、子どもを追いかけている。どんなにつらい状況でも生活をしていかなければならない。そんな人々の暮らしを励ますように、ますますセミの声は大合唱になって中央公園いっぱいに響き渡った。

治療院の電話が鳴った。

「はい、日だまり整体院です」

「あの～、ホームページを見て電話したんですけど……石田と言います。予約をしたいんですけど……」

不安そうではあるが、優しそうな女性の声だった。彼女は、頭痛で苦しんでいて、なるべく早く受けたいと言う。病院で薬を処方されたが、薬の治療には苦しめられて、もうイヤだから助けてほしいという切実な叫びが電話口の小さな声でわかった。

予約の電話を受けて受話器を置いた。セミの声は少し鳴き止み、日差しは夕方へと向かう3時少し前、次の患者さんの車が整体院の駐車場に入ってきた。

来たのは、小学生からの頭痛がなくなって喜んでいた都築さんだ。どれだけの時間を頭痛という痛みで過ごしてきたんだろう？　今まで2人の子を育てながらも、40年間も苦しんできたことを思うと、彼女の笑顔が仏に見える。

どうか人生の後半は、頭痛のない爽やかな時間にしてほしい。私みたいな人間でも少しは世の役に立てていることが何より嬉しい。患者とともにこの時間に生きている絆だ。本当にありがとう。

治療を終えて家に帰る道すがら、お昼に電話のあった石田さんのことを思い出した。八方塞がりの人生を抱えた人が明日やってくる。今日は早めに寝よう。明日は公園を散歩して神社でお参りして治療に臨もうと決心した。夜空の星は、優しいメロディーを奏でるようにきらめいていた。

人生を変える初診の日

8月25日。晴れ。昨日と同じようにセミは朝から大合唱だ。何かが始まるように7時の公園をライブハウスにしている。

私は1人、公園の林を歩き、木々の吐き出した綺麗な酸素をいっぱい吸って今日を始める。もう何回、この神社をお参りしただろう。患者さんが来なくてお参りしていた日々もあった。

頭痛治療で人を救えるようになった充実感とともに、見えないオモリが背中に乗っている。公園の空に手をかざし、「トゥイ〜」と叫んだ。大自然へのあいさつだ。

私たち人間は、大自然の一部として生きている。同じ時代に生まれ、同じ時間に呼吸をしている。私の吐き出した二酸化炭素を木々が風に揺れながら嬉しそうに受け取ってくれる。私たちは仲間だ。大自然とともに治療をするのだ。深呼吸をして夏の空に誓った。

今日の患者さんのトップバッターは、岡田さんだ。彼女も小学生から偏頭痛で苦しんでいた女性だ。西尾市のびっくりドンキーでもバイトしたことのある笑顔がモデル級のＯＬさんである。ストレートネック用に私が開発した枕の専属モデルもやってもらっている。

彼女はずいぶん頭痛が少なくなったので、今はメンテナンスで通っている。今日も大笑いの30分になった。

岡田さんは彼氏ともうすぐ結婚するので、海外旅行の計画を立てている。もう頭痛がないので、新婚旅行もすごい楽しみだととても嬉しそうだった。こんなにハッピーそうな笑い声の裏に、苦労してきた頭痛の人生がある。

彼女は、初診のときに彼氏と待合室のソファーで座って問診を受けたのだが、あまりにもチャラかったので、「通わないだろうな！」と思った。そして問診中も「ここ高いもん！」といきなり値段が高いことを声高に訴えていた。「これは強烈な子が来たな～」と思ったら、今は上等な優良患者である。整体院のモデルまでやってもらっているのだから、不思議である。人生とはどうなっていくか本当にわからない。

9時15分過ぎに1台黒いワンボックスカーが整体院の駐車場に入ってきた。岡田さんを治療しながら、「あ～、石田さんだな」と思った。ワンボックスカーから降りてきた母と娘らしき女性の影がカーテン越しに見える。少し不安そうな後ろ姿は、中央公園のほうを見て何か話している。私は意識を岡田さんの治療に移し、笑い話に花を咲かせた。

しばらくして整体院のドアを開ける音がした。私は治療の手を止めて問診票を持って待合室に赴いた。

「こんにちは！」

親子2人は、ソファーから立ち上がり、深々と頭を下げてあいさつした。

「よろしくお願いします」

とても切実な願いがガンガン伝わってきていた。問診表を手渡して記入するようにお願いし、施術ルームに戻った。

岡田さんの治療が終わり、次回の予約を取った。あれだけ頭痛で苦しんでいた彼女が、楽しみに通ってくれている。彼氏が車で待っている。この2人の将来が日だまりのように優しく幸せであることを心から願う。

明るい笑顔の岡田さんは、ソファーに座っている新規の2人にあいさつして出ていった。ドアを開けたとき、外からセミの声が激しく聞こえていた。

人生が動くとき、それはとても静かなタッチで訪れる。何事もなかったような平和な1日に、彼女の人生を大きく動かす出来事がこれから起こることを誰も知らない。

「こんにちは」

私はB5サイズのメモ板を持って2人の前に座った。ボサノバのBGMが静かに流れている。問診表を見ながら質問していく。

「頭痛がひどいようですが、どこがどんな風に痛みますか?」

娘さんのほうが答える。お母さんがつき添いでついてきたのだ。石田さんは、目がクリッとした女性で、薬の影響だろうか、少し太っていて可愛らしい顔立ちの女性である。色白の彼女の目は何かに怯え、希望を失っているように見える。必死で笑顔をつくろうとするのがわかった。

幻覚まで引き起こす薬からの卒業

「左の目の奥がガンガン痛くて眠れないんです。頭痛が始まったのは、病院の薬をやめたときからです。3年前からひどい頭痛とめまいがあって、特に頭を締めつけられるような痛みが毎日あって、立っていても横になっても痛いです。めまいもグルグル回る感じで襲ってきます」

憂鬱そうな彼女の目は、とても不安そうに私のほうを見て話している。もうどれぐらい騙されてきただろう？　この苦しみから本当に脱出できるんだろうか？

「病院には行っているんですか？」

私は、今までどんな経路でここにたどり着いたかを聞いた。患者の頭痛の歴史と状況を聞くためだ。

「はい。最初、脳神経外科と頭痛外来に行きまして、ＭＲＩとか撮ってもらったんですが、原因がわからなくて、自律神経の乱れから来ていると言われ、心療内科のほうに回されたんです。そこで、抗うつ剤と睡眠導入剤を飲んでいました。そうしたら体がおかしくなってきて、幻覚が見えはじめたんです」

彼女はこのように、薬の飲みすぎで起こる副作用について話してくれた。

「もうこれはヤバイと思って、薬を全部やめたんです。病院に行くのもやめました。そうしたら、止まっていた頭痛がまた一気に出てきてしまって……。もうどうしたらいいかわかりません」

薬で止めていた頭痛が、薬をやめると出てくるのが薬物乱用頭痛の特徴である。そして、みんな薬の服用に戻ってしまう。とても怖いことである。

「よくわかりました。では、今日は石田さんの頭痛の原因をはっきりと探していきましょう。そして今日、この場で楽になっていただきたいと思います。では、こちらへどうぞ！」

「よろしくお願いします！」

3年間の苦しみがたった1回の治療で……

施術ルームに石田さんはうつむき加減で入ってきた。施術ルームは、木製のマッサージベッドと私のデスクが置いてあるだけのシンプルな間取りである。窓からはレースのカーテン越しに公園が見え、ベッドの上には優しい光が入ってくる。まさにここの名前の通り、日だまりが溢れている。

石田さんは、私の前に立って検査を受けた。少し猫背になって、気力を失っている雰囲気を漂わせている。ベッドに座ってもらい、首をチェックする。

「石田さん、これは大変きつい症状ですね。だいぶ耐えてきましたね」

彼女の首はストレートネックになっていて、筋肉がパンパンに張り詰めていた。これでは、頭部に行く血流が滞って頭痛が起こってくるのは仕方がない。それを薬で抑えつけていたのだ。苦しみが手のひらに伝わってくる。

「ここって、結構痛いですよね？」

「はい。痛みが走ります。いつもそこから痛くなってくる気がします」

私の指先は、彼女の左の頚椎2番を捉えていた。筋肉の緊張が半端なく、呼吸まで苦しいことが予測された。

「では、上向きで寝てください」

こう言って首の湾曲をチェックしていく。彼女はまったくカーブのない首（ストレートネック）になっていた。さらに、首の骨がまっすぐで、そのまわりを硬くなった筋肉が覆っていた。胸鎖乳突筋は、今にも爆発しそうである。

そして、私は後頭部をチェックしていく。

そのとき！　左の指先が、石田さんの後頭部の左に膨らみがあるのを発見！

「石田さん、これでしょう！　これ痛いでしょう？」

「はい。目に痛みが来ます！　うわ〜〜〜っ」

やはりこの後頭部の筋肉の膨らみが、石田さんの頭痛を発生させている1個の原因だとわかった。目の疲れが後頭部に出てくるのだ。少しずつ優しいタッチで痛みの震源地を発見していく。ここまで3分ぐらい。この頭痛の原因がほとんどわかった。あとは〝詰まり〟を抜くだけである。

私は石田さんにこう言った。

「石田さん、本当に頭痛が治っていいですか？」

私は、とてもひどい頭痛の歴史をたどってきた患者さんに必ずこう言う。もし、頭痛が消えると「今までの頭痛の時間は何だったんだ！」ということになって、痛みを感じる自分に戻ろうとするからだ。頭痛を起こしているクセを変える覚悟が、本人にあるかどうかを確認するのだ。

「先生、本当に治したいです。もう振り返りたくないです！」

彼女は本気で脱出しようとしている。私は、心の中で「よし、わかった」と言った。

「わかりました。原因はわかったので、治していきますね」

こう言って、治療を開始した。

公園のセミは静けさを破り、嵐のような轟音で合唱を始めた。私は、うつ伏せになった彼女の後頭部に手を置き、公園の上の空を見上げた。この人の人生がこの青空のように爽やかに晴れ渡ることを願って全身全霊の治療が始まった。

「先生、そこです！　全身まで響いてくる感じがします」

「ここまでよくやってきたね。首の骨と頭の骨の隙間がほとんどないです。これは苦しすぎたね」

私は「ここだ！」というポイントがわかると集中した。

「ちょっと痛いですが、頑張ってください」

私はセミの音も聞こえないぐらい集中ゾーンに入った。1分くらいすると、後頭部の詰まりが抜けてくるのがわかり、これでだいぶ痛みが抜けていることが想像できた。

「よ～し、石田さん、よく頑張ったね！　座ってください」

こう言ってベッドに起こし、10秒ぐらいボーッとしてもらった。そして、もう一度声をかけた。

「痛みはどうですか？　頭の痛み、来たときと比べてどうですか？」

「え～～！　全然ないです！　すご～いです。え～～！　本当に痛くないです」

「日だまりショット」は人生の整体でもある

この人は頭痛から卒業できることが確信になった。パッと顔が明るくなり、元気な笑顔になった。石田さんは、何か信じられないけど、現実に頭痛がないことに驚いていた。薬で抑えつけていた頭痛が、たった10分ほどの整体で消えた現実。石田さんが、思っていた夢が叶った瞬間だった。

私も今までのこの人の頭痛の歴史を思うと、「やったー」と手放しでは喜べないが、本当に嬉しい。頭痛治療家にとって、何とも言えない満たされる瞬間である。

「石田さんの頭痛の原因は、先ほど何回も施術した左の後頭部にあるんです。もっと言えば、首の骨の2番目が左にズレてることが一番の原因です。この詰まりを抜けば、頭痛が出なくなってきます。薬なしで治ります。通いますか？」

「はい、通います！」

「では、待合室にいるお母さんを連れてきてもらっていいですか？　詳しい説明をしますね」

石田さんは、最高の笑顔でお母さんを呼びに行った。

私は、彼女の書いた問診表を見直して、今までの頭痛人生に思いを馳せた。1人を救うことでお母さんの苦しみも救える。この人に携わる人々との流れまで良くなる可能性がある。頭痛整体「日だまりショット」は、まさに人生を変える奇跡の治療法なのである。

頭痛患者が味わってきた本当の苦しみ

たった1回の治療で3年もの頭痛が消えた石田さんだったが、左の首の詰まりは歴史があり、クセができているため、彼女は日だまり整体院に通院することを決めた。10回コースで完治させることを心に決めて、二人三脚の頭痛治しの日々が始まった。

私は思う。治療は治療者だけが頑張るものではないと。患者の「治そう!」という本気の想いがあってこそ、うまくいく芸術だと思っている。10年、20年あったひどい頭痛が、たった数回で治るなら、それを芸術と呼ばずして何と呼ぶのだ。

頭痛のない新しい人生の出発に向けて、石田さんの瞳はますます輝きを増した。そして、彼女はとてもよく話してくれるようになった。

「先生のおかげです! こんな風になれたのは!」と言って泣いて喜んでいた。

お母さんからも、石田さんが頭痛で苦しんできた話を聞いた。いつも仲良しの母と娘にこんな苦労が覆いかぶさっていたとは……人生の不思議を思う。

治療が進む中で、石田さんは家でもすごく明るくなって、友達にも電話をかけられるほどになったという。先日は、九州まで2人で旅行してきたとのこと。ＥＸＩＬＥが好きなので、コンサートに行ってきたとも聞いた。頭痛が起こると恐怖だから、大好きな音楽を聴けなかったようだ。

モノクロだった生活が、日に日にカラーになっていくのが楽しいそうだ。治療家として役割を果たしている感じがしてとても嬉しい。

石田さんは、治療中に苦しかった時代の話をしてくれた。

「先生、私はもう薬を絶対に飲みません。薬って本当に怖いんですよ。私は、頭痛がひどかったから頭痛外来や脳神経外科に行って薬をもらっていたんですけど、全然良くならなくって……。病院の先生に『これはストレスから来ているからうつ病だね』と言われて、心療内科を紹介されたんです」

よくあるパターンで、頭痛外来から心療内科に回されて薬づけになってしまう人が他にもいっぱいいる。

これは、由々しき問題だと思う。頭痛の根本を治療せずに薬で抑えつけているだけなのだ。臭いものに蓋をする方式のやり方だし、ミサイルで悪いものをやっつける戦争方式だ。結局、根本原因を治さないから、戦争が終わらないんだ。

石田さんは、続けた。

「でね、先生。私は心療内科に回されること自体おかしいな～と思ったんです。だってちゃんと笑えるし、精神的に病んでいるつもりはなかったから。でも病院の先生が言うから仕方なく行って、またそこでも薬をもらって飲んだんです。

そうしたら、幻覚が現れはじめたんです。頭痛は軽くなったんですが、意識が飛んで急に眠ったり、バスタブの中で体操座りしていたり、友達にわけのわからないことをメールしたり……。しかも、そのことを覚えてなくて、後で友達から電話がかかってきて『大丈夫？』って言われたりして、何かもう自分が壊れていく気がして……。

ある日、薬をぜ～～～んぶ捨てたんです。もうイヤだ～～～！！！　これは違う～～～～！！！！って叫んで、捨てたんです」

彼女の目は、ベッドに寝ながら天井の遠くのほうを見つめている。可哀想な人を見るような目つきで、少し涙ぐんでいる。

私は、デスクにあるティッシュを彼女に渡した。彼女は「ありがとうございます」と言ってティッシュを受け取り、涙を拭かずにその後を続けた。

「薬は怖いですよ！　やめた途端に、ものすごく激しい頭痛が襲ってきたんです。頭の中でガーンってカナヅチで叩く感じの当たってくる痛さなんですが、終わらないんですよ。もうどうしようってなって、でも薬飲んだらまた幻覚になるって思ったから、耐えるしかなくて……」

石田さんは、初めて頬をこぼれ落ちる涙を拭いた。ティッシュを丸めて左の手のひらでぎゅっと握り締めた。

「すいません。もう本当につらくて、こんなのが続く人生だったら終わりだなって何回も思いました。母にも当たって、何もできず、本当に暗闇でした。それが3ヶ月ぐらい前で、薬の副作用が消えてきて少し頭痛が軽減したんですが、頭痛を耐えているとめまいが起こってきて、自分の中で何が起こってるのか全然わからなくて。もうダメだな～～ってなっちゃって……」

石田さんは、天井に行っていた目を私のほうに向けて言った。

「そんなときに先生のホームページを見つけたんです。コレだ！って思いました。この先生は私の頭痛を治せるって思いました。何かわからないけど、直感です！　病院を探していたんですけど、先生のホームページが目に飛び込んできて、薬じゃなくて手で治してくれる！」

彼女は、いい顔をして笑っている。希望に満ち溢れるって、こういう顔になるんだって顔だった。目に生命力が出るっていうのは本当だ。彼女の暗闇と希望をこの数日間で見させてもらった。まさに整体院では、大劇場のようなドラマが起こっていた。

「石田さん、これから頭痛がなくなっていきます。新しい人生ですので、生まれ変わったつもりで生きてください。決して、今までの苦しみは無駄ではなくて、きっと何かを財産として教えてくれたんだと思います」

私は、自分の人生に照らし合わせてこう言った。

「はい。先生、これからもよろしくお願いします。もう良くなっていく気しかしていません」

これだけ意気揚々としている石田さんは、調子に乗りすぎて大丈夫かな～と思うほど喜びに溢れていた。

私も彼女から頭痛患者の本当の苦しみを教わっているのだ。人生のドラマとともに頭痛があることを、こうして魂を込めて教えてくれている。

石田さん、ありがとう！

頭痛を手で治す病院をつくりたい

8回目を数える石田さんの治療もメンテナンスの施術に入ってきている。頭痛もなく、めまいもない。睡眠も毎晩よく取れている。

石田さんのお母さんからこんな電話がかかってくるぐらいの状態になっていた。

「ゆうこが、あれだけひどかったのがウソのようで、先生、ゆうこの頭痛は軽いものだったんでしょうか？」

全然そんなことはない。首の詰まりが激しく、頚椎は左にハッキリとズレていた。あの詰まりを抜かない限り、石田さんの頭痛は今でも変わっていなかっただろう。病院があの詰まりを発見できないでいることが不思議でならない。私には「薬ではない自然療法で頭痛を治す病院をつくろう！」という想いが胸にある。

第1章

衝撃の事実！
頸椎2番にアプローチすれば頭痛は消える

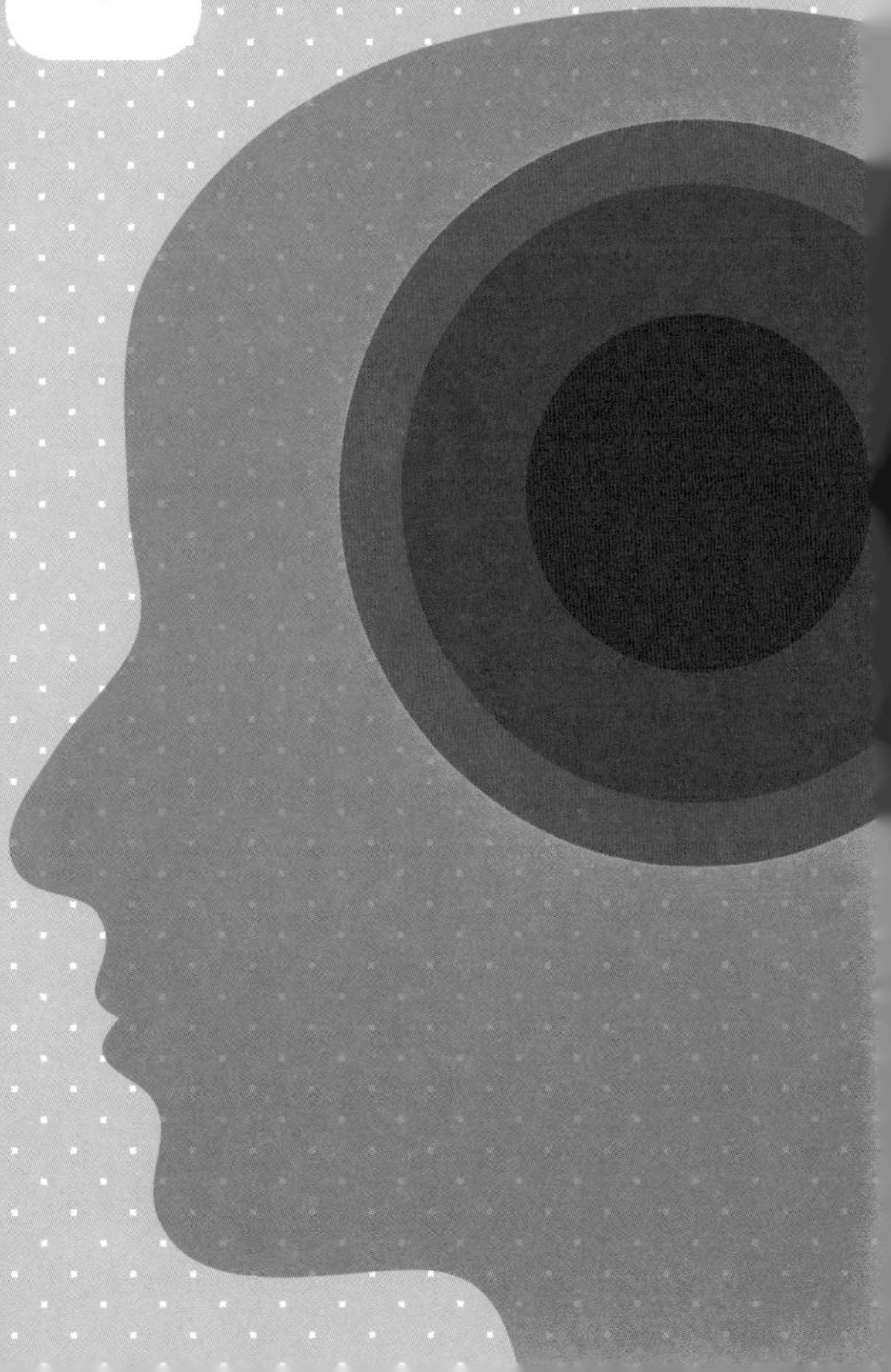

頭痛が増え続ける背景にある息苦しい社会

私は、頭痛に苛まれた自分の体における歴史から、「頸椎２番」「自律神経」「緊張（心）」という３つのキーワードがスコーンと自分の中で意味が通りました。

そこでこの章では、この頭痛を生み出すシステムである頸椎２番、自律神経、心の問題を中心に、それぞれ説明していきたいと思います。

日本人の頭痛持ちは、軽い症状の人を含めて３０００万人（日本頭痛学会調べ）と言われています。つまり、４人に１人は何らかの頭痛を持っていることになります。

その中でも偏頭痛は８４０万人もおり、治りにくい痛みとして知られています。ロキソニンやイブ、バファリンを常備して過ごしている人たちがとても多いのです。彼らは、頭痛とずっと付き合っていくものだとあきらめています。

私は頭痛の原因が頸椎２番であると発見してから、いろんな出来事を見てきました。

そして、頭痛を引き起こしていく問題の一番深いところには、現代の社会の息苦しさがあることがわかってきました。

頭痛の原因としては、一般的に姿勢（猫背やストレートネック）、ストレスやプレッシャー、血行不良などがあります。こうした頭痛に対してほとんどの人は、病院に行って痛みを薬で止める治療法によって対処します。あるいは、首のあたりがこっているから、「肩こりからかも⁉」と思ってマッサージ屋さんに行って対処します。しかし、どれも一時的なもので、痛みは復活してきます。

なぜ復活するのかと言うと、頭痛は現代社会の息苦しさから心の軋轢によって発症することがとても多いからなのです。頭痛は、上司のパワハラや離婚、死別などの人間関係の破綻や会社や部活動など集団活動の中でのストレスから引き起こされます。頭痛の人の多くは、うつ病も併発していることが多く、ひどい場合は会社や学校を休むことになります。

これは、日本の元気をダウンさせる大きな問題であり、毎日イキイキと働ける社会をつくるためにも、私は頭痛を根本から治していく必要があると考えています。

頭痛の人は、首の骨のズレがあったり、首の骨の隙間が狭くなったりしているため、頭痛の根本的解決ができていません。頭痛というのは、「もう限界だよ」という体の警報装置です。アラームが鳴っているのです。薬でその音だけ消しても、体はエラーを起こしているままです。

そして、薬を飲むことが常習化して、いつも頭痛薬を持っている人は、「頭痛持ち」という括りで「ジャンル化」されています。

頭痛にも種類がある

「頭痛持ち」として大きくジャンル化されていますが、実は頭痛には種類があります。ただし頭痛は、病気ではなく症状のため、なくなることはありません。風邪を引いて熱が出れば頭痛が出るようになっていますし、お酒を飲みすぎたり、寝不足が続いても頭痛が起こるようになっています。

頭痛の種類

第1次頭痛

緊張型頭痛　偏頭痛　群発頭痛

第2次頭痛

脳腫瘍・脳梗塞・脳溢血など脳の病気によるもの

これは病院での検査・手術を要します

これは、体の持っている自然なシステムです。それらを前提に、頭痛にはどんな種類があるかを説明していきましょう。あなたはどのタイプの頭痛でしょうか?

頭痛の種類は大きく第1次頭痛と第2次頭痛があります（上図）。

まず第1次頭痛ですが、これは緊張型頭痛、偏頭痛、群発頭痛に分けられて、次のような症状が出ます。

緊張型頭痛とは、肩こり頭痛とも言われ、肩こりや首こりなどが強く発生して頭が常に締めつけられるような痛みを感じるものです。緊張型頭痛は、何とか生活や仕事ができる痛みですが、常に頭が重く首も肩もパンパンです。

偏頭痛とは、寝込むほどの頭痛が定期的に襲ってくるものです。光を見た瞬間とか匂いとかに反応し、片側のこめかみに心臓の拍動とともにズキズキガンガンの頭痛がやってきます。耐えられないため、横になって寝ているしか手立てがありません。

群発頭痛は、頭痛全体の3％ほどでとても珍しいタイプの頭痛で、症状は偏頭痛に似ていますが、1年に1ヶ月だけとか3年に1ヶ月だけとか周期的に目をえぐられるようなひどい頭痛がやってきます。頭痛周期が終わるとウソのようにまったく頭痛がなくなるのが特徴です。

次に第2次頭痛ですが、これは頭痛を引き起こす原因が、腫瘍や脳の血管の異常など、脳の中にある場合に起こる頭痛のことです。この場合は、病院で検査をして、手術などの処置が必要になります。

頭痛持ちのほとんどが、常にまたは定期的に頭痛がくる第1次頭痛であり、これは「日だまりショット」が対象とする症状になります。そして、整体院を訪れる頭痛患者さんは、病院でＭＲＩの検査を受けて「異常なし」の診断を受けて薬をもらっている人が多いです。

あなたが病院で「異常なし」と言われたのに頭が痛いということは、前記の第1次頭痛の可能性が高いです。

頭痛の原因は「頸椎2番のズレ」にあり

頭痛患者さんを「日だまりショット」で治していくと、緊張型頭痛、偏頭痛、群発頭痛の患者さんのどの人の首も「頸椎2番」にズレを確認することができます。

右のこめかみに頭痛が発生している患者さんなら、頸椎2番が右にズレており、その頸椎2番の斜面になっている部位にタッチすることで、頭痛が治っていきます。

このように私の経験では、すべての頭痛患者さんに頸椎2番のズレとその周囲の筋肉の張りを感じることができました。そのポイントをタッチするだけで、首まわりが緩み、頭痛が改善していくのです。

私は毎月250人の治療を繰り返し、今まで1万人以上の頭痛に接してきました。

もちろん「口だまりショット」もパーフェクトではなく、治らない患者さんもいます。薬を長期服用している方やむち打ちなどの外傷で頚椎をやられている場合、または精神的に大きなダメージを受けてなかなか抜け出せないパターンでは、難しい場合もあります。

しかし、治療した全体の95％の頭痛患者さんは、薬をやめることができたり、頭痛の出る頻度、度合いを激減させることができています。

たった5分のタッチ、数回の治療で20年、30年耐えてきた頭痛が治っていくのです。たまたま私の体の歴史から見つけた治療法ですが、まさにこれは使命だと感じています。頭痛患者さんのカチカチの首を触るたびに思います、この治療法を世の中に配る役目をもらっていると。

頭痛外来や心療内科で頭痛が治らない理由

病院に行って頭痛が治らない理由は、本当の原因を発見できていないことと、それに対する正しいアプローチができていないからです。

ほとんどの頭痛患者さんは、「もしかして脳の病気かもしれない」と自分で疑い、頭痛外来や脳神経外科などに行って検査を受けることになります。

ＭＲＩやＣＴで脳の画像を撮って頭痛の原因を探すわけですが、「脳には異常なし」の診断をもらいます。

しかし、頭が痛いのです。そして、お医者さんからあなたは「頭痛持ち」だから薬を飲んで対処しましょうという流れになります。

緊張型頭痛、偏頭痛の多くは、病院から処方されて頭痛薬を飲むことになります。

薬を飲んで頭痛が抑えられたり、治ったりすればいいのですが、全然薬が効かない場合もあります。そして、そういうタイプの人がとても多いのです。

病院に通う患者さんの中には、「あなたは複合型だから」と診断されて、普段は予防薬を飲んで偏頭痛を予防し、もし痛くなったら強い痛み止めの薬を飲んで対処するという方法を取ります。

また、薬を飲んでも治らない患者さんの中には、ストレスや気の病を疑われて、心療内科を紹介される人も多いです。確かに頭痛患者さんは、頭痛で気が滅入っていることも多く、そのことで頭痛が発生することが多いので、うつ病と診断される可能性も高くなります。

こうした場合は、頭痛薬でなく抗うつ剤を飲むことになり、うつ病患者としての毎日を送ることになってしまいます。

頭痛患者さんは、「何か違う気がするけどな～」と思いながら、悶々と毎日を過ごすことになります。

「頭痛薬も抗うつ剤も何か違う！」「薬を飲みたくない！」「普通に暮らしたい！」と思いながらも、頭痛を薬でごまかして暮らしている人はたくさんいるのです。

頸椎2番のズレから頭痛が起こる仕組み

こうした薬づけの日々に陥らないためにも、頸椎2番のズレによって頭痛が起こる理由を理解してください。ここで、背骨の構造と頭痛が起こる仕組みを説明していきます。

まず、次ページの右の図をご覧ください。私たち人間は脊椎動物なので、背骨が軸になって生きています。

背骨は、全部で24個の骨が連なっています。頸椎（首の骨）が7つ、胸椎が12個、腰椎が5個あり、尾てい骨のある仙骨につながっています。この背骨の曲がり（湾曲）が重要なのです。背骨がカーブしていることによって、クッションの役目になっています。

頭の重さは何キロぐらいあると思いますか？　これは結構重くて、通常5～6kgも

猫背にかかる重さ

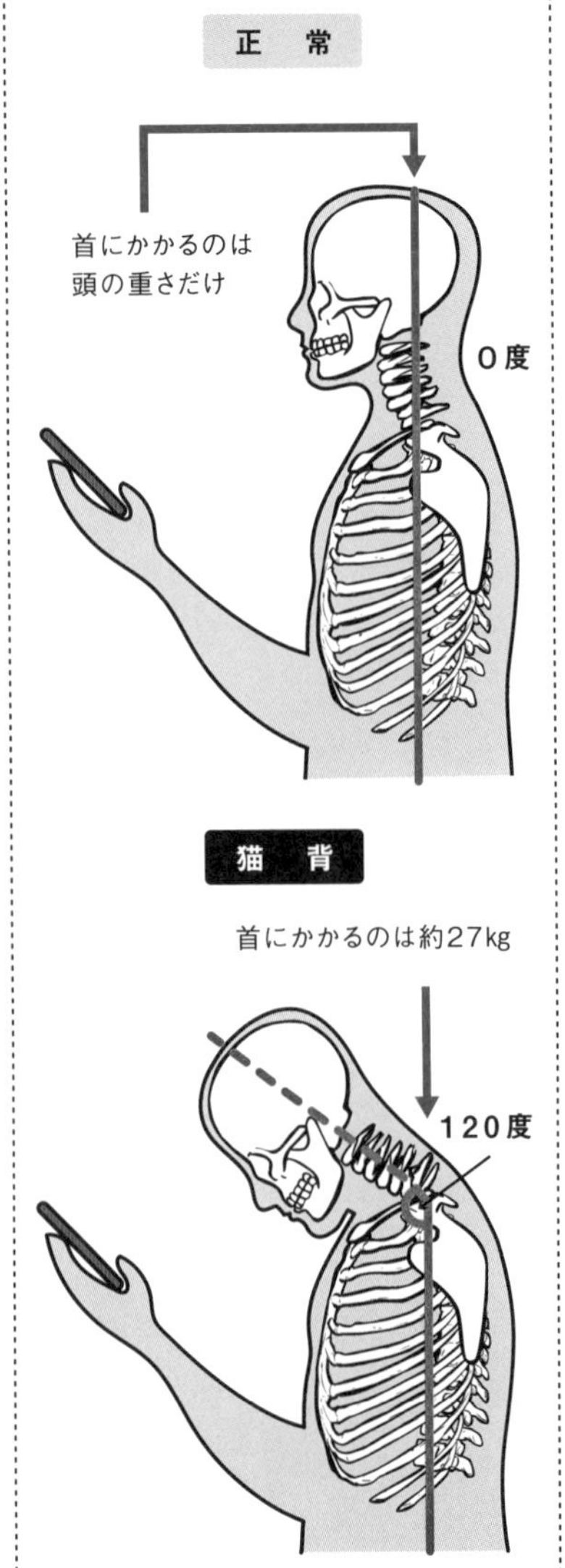

背骨の構造

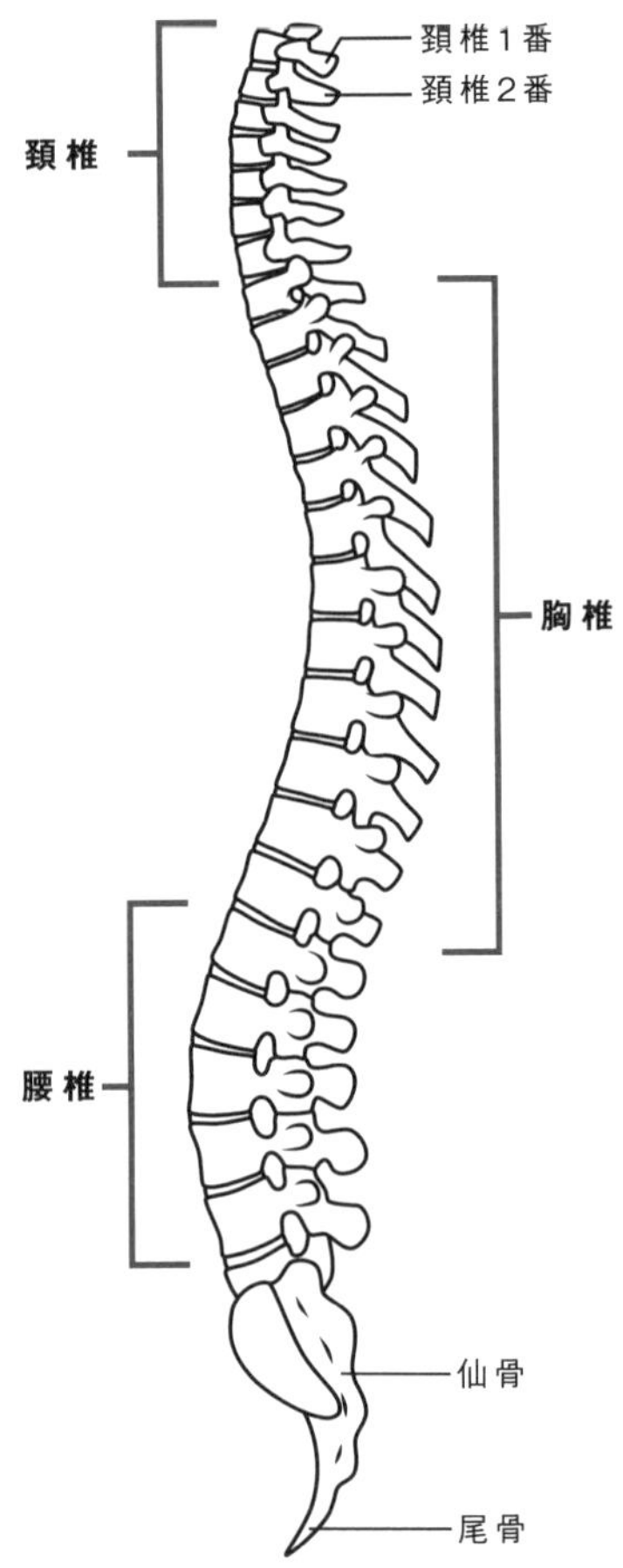

あるんですよ。鉄アレイぐらいの重さですね。

もし、あなたの背骨が前ページの左の図のように猫背の場合、背中はもちろん首の骨がまっすぐになって（ストレートネック）、周囲の筋肉がパンパンに張っていると思われます。

ストレートネックは、スマホやパソコンが普及してからとても増えている症状です。電車やバスを待っている間などによく見かけるでしょう？　猫背でスマホをやっている人たち。あなたもそうかもしれません！

そして、頭痛患者さんが注目すべき骨が首の骨です。全部で7つあって、上の3個を次ページの上の図で示しました。

頸椎2番は、別名「軸椎」と言い、真ん中に突起があります。その突起に「環椎」と呼ばれる輪っかになった頸椎1番がハマっています。ピンに輪っかがハマっているので、首は回旋します。読者の皆さんも左右に回りますか？　大丈夫ですよね。

こうして頸椎1番だけが回旋しているならいいのですが、土台の頸椎2番までわずかに回旋していると、まさに頭痛患者さん特有の首の骨になります。

頚椎1番と2番の関係

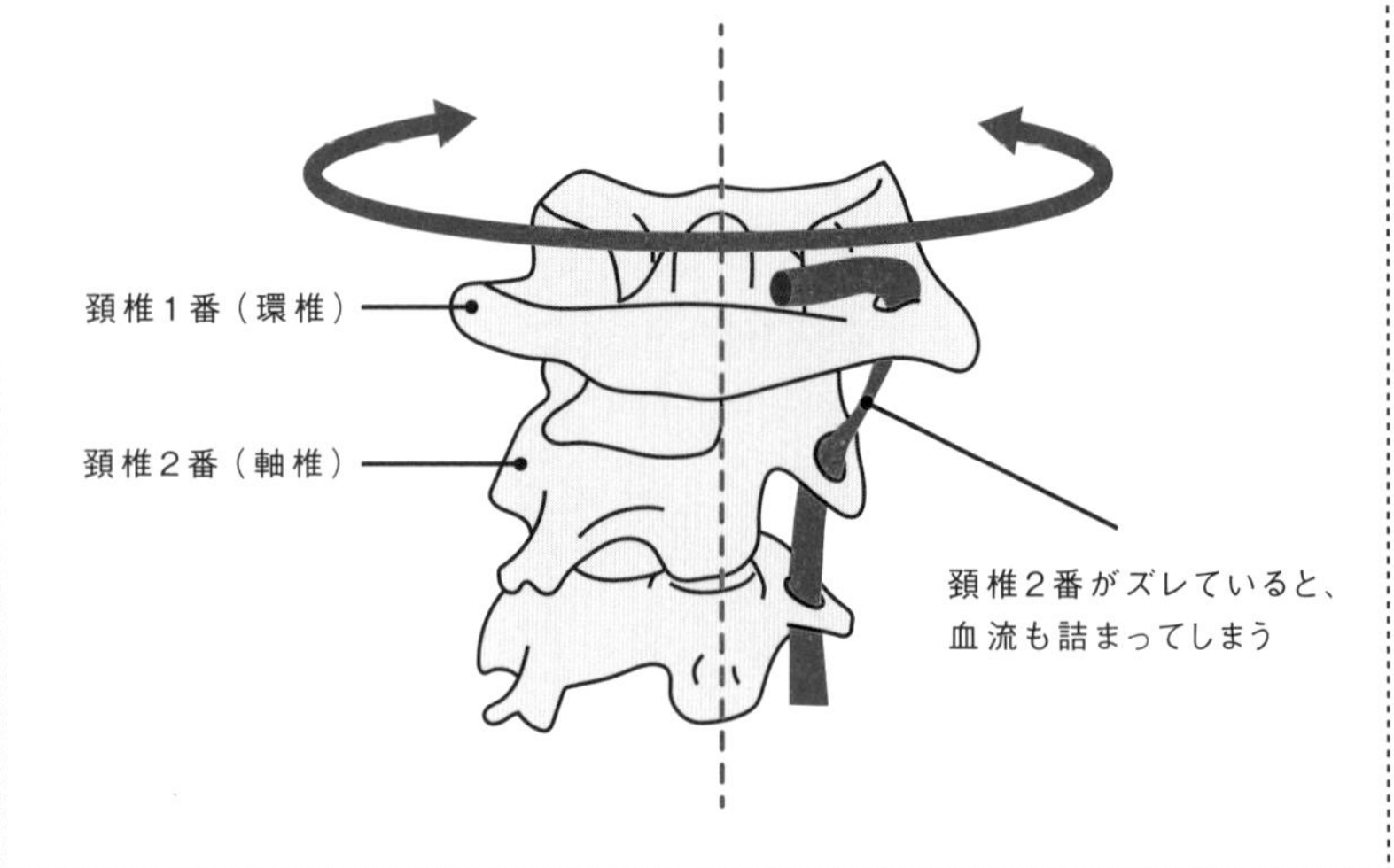

頭痛を引き起こす頚椎2番のズレ

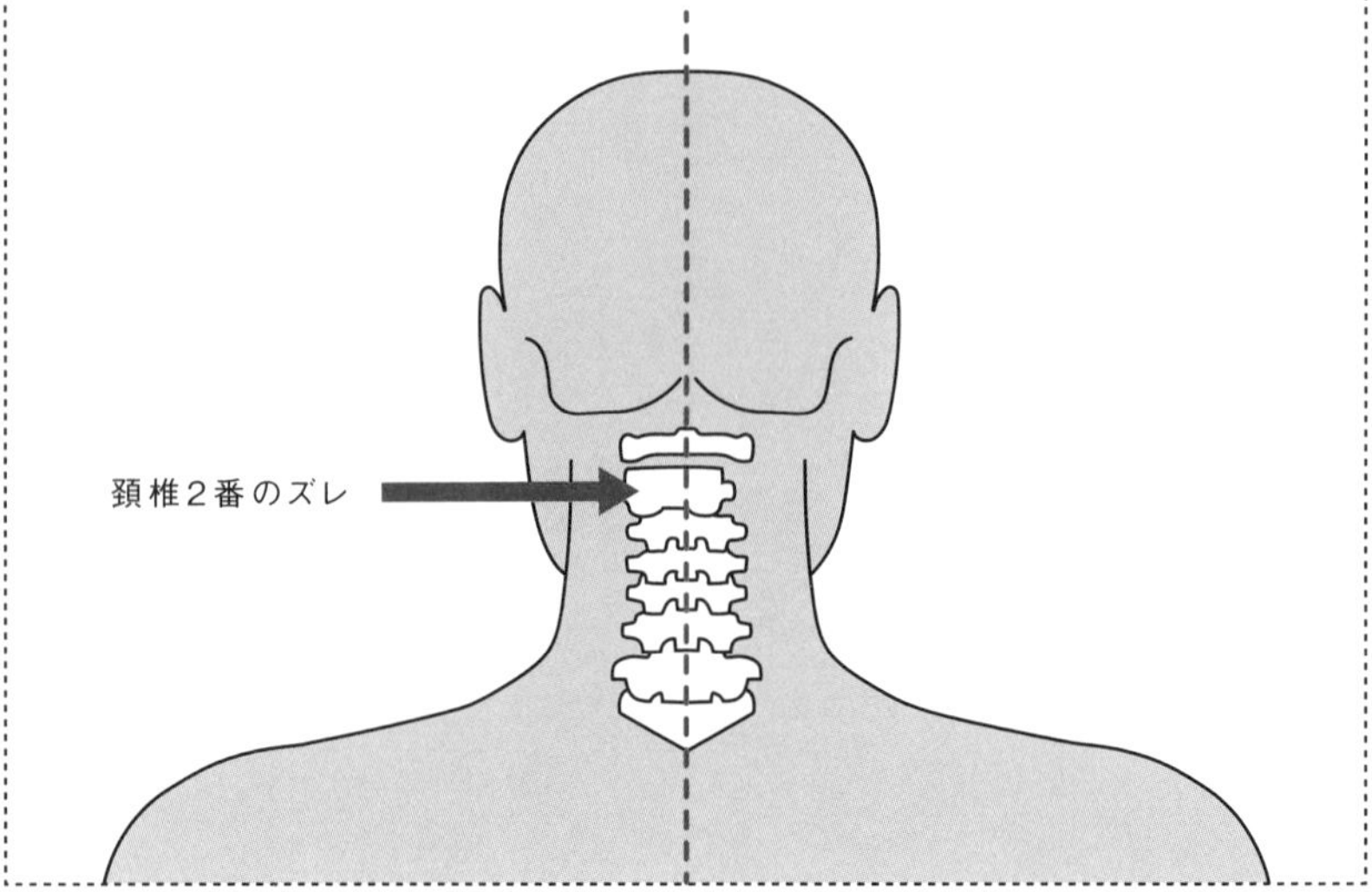

前ページの下にある図は、頸椎2番が左回旋でズレているイメージ図です。もし、あなたが頭痛になっている場合、前記のように首の骨が回旋してズレているかもしれません。レントゲンでは、横から写すために回旋のズレまで掴めません。またそのズレは1㎜とか2㎜のとても微細な場合もあります。

さらに、ストレートネックや頸椎2番のズレによって、自律神経の緊張が起こりやすくなり、首まわりの筋肉がパンパンに張ってきます。常日頃は何ともないのに、休みになったらドーンと頭痛が出たりします。

これは、自律神経の緩みから、頸椎2番周囲の筋肉が緩み、一気に血流が頭に昇ったことによって偏頭痛を引き起こしているのです。拍動とともにズキズキガンガンと頭痛が発生します。

頭痛は、血流が一気に頭に上昇することから発生します。つまり、常日頃の血液の流れが悪いわけです。首のつけ根の部分がパンパンに張ってしまって、血液の通り道が狭いのです。

頭痛のない普通の人が3車線で車を運転しているとしたら、頭痛持ちの人は1車線で生きています。1車線が工事で通行止めになったら、もうアウトです。

これでは、人混みに行って気を使うだけでバーストしてしまいますし、天気の崩れやプレッシャーによってどかーんと頭痛が出るシステムになってしまいます。

「日だまりショット」で頭痛が治るメカニズム

皆さん、頭痛の仕組みがわかったでしょうか？「日だまりショット」で頭痛が治る理由は、頸椎2番にタッチして、自律神経に直接アプローチするからです。

前述のように、頭痛（第1次頭痛）が発生する原因は、血流障害にあります。次ページの図にあるように、心臓から頭部に向かう血流が、頸椎2番周囲で堰止められた状態です（緊張状態）。そこから、緊張が解けた瞬間に筋肉の緊張が緩和し、一気に堰を切って血流が頭部に溢れ出すことによって、心臓の拍動とともに偏頭痛が起こるのです。

緊張による頭痛発生のメカニズム

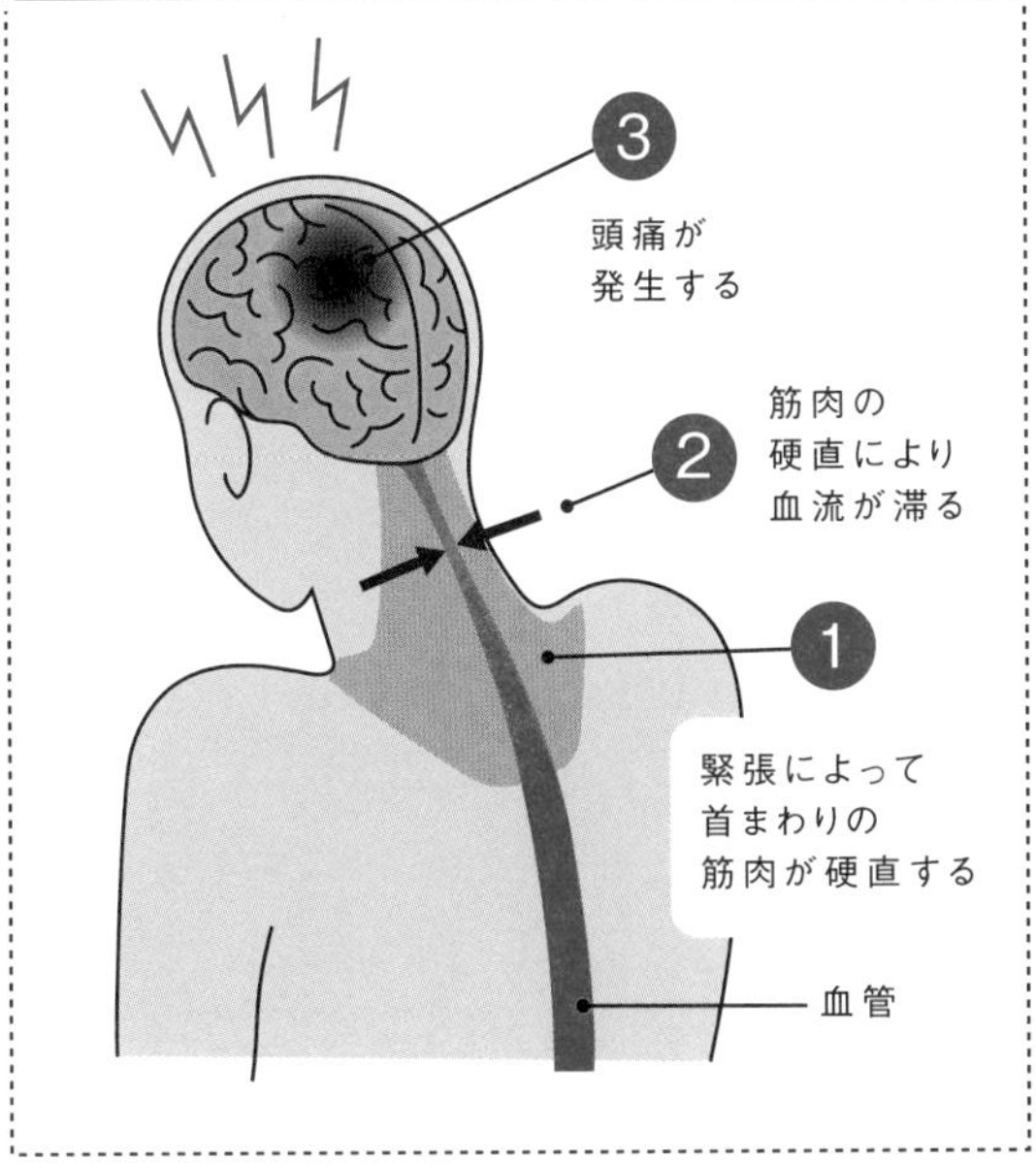
3
頭痛が
発生する
2
筋肉の
硬直により
血流が滞る
1
緊張によって
首まわりの
筋肉が硬直する
血管

偏頭痛は、神経の緊張を緩ませるための現象でもあり、偏頭痛の過渡期には、吐き気やめまいなども併発させて神経を緩ませようとする働きだとも考えられます。

頭痛が起こるパターンとして、まず頸椎2番のズレがあります（ストレートネックであることも多い）。

頸椎2番は、ある意味センサーになっていて、周囲の状況（人や天気や環境）に反応し、自律神経を緊張状態にするスイッチを入れます。そうすると、首まわりの筋肉が徐々にパンパンに張ってきます。上司にこっぴどく叱られたり、強烈な出来事があった場合、一瞬で張ってしまう場合もあります。

そうすると、第一段階の頭痛が起こります。そして、家に帰ってホッとしたときや、出来事が通りすぎて自律神経がリラックス、またはニュートラルになったときに、ドーンと思い出したように頭痛が発生したりします。

「日だまりショット」のポイントは、頭痛の原因となる頚椎2番のズレを物理的に力づくで元に戻しているわけではなく、頚椎2番にタッチすることで、患者さん本人にズレを自覚してもらい、自律神経にアプローチすることで緊張状態を緩ませるところにあります。

「日だまりショット」を受けると、頭痛がなくなるだけでなく、自律神経が整うことで、消化活動が良くなったり、肌ツヤが良くなったり、睡眠が深くなったり、さまざまな良い反応・効果が期待できます。

特に、心の状態が楽になって、イキイキ生活できるようになることが、人生において大きなメリットだと思います。

頭痛に大きく関与している自律神経

私は、ここまでお話ししてきた「日だまりショット」を用いて、毎日、頭痛患者さんを治療させてもらっていて、感じていることがあります。それが、頚椎2番のズレと社会で生きる圧迫感の問題です。

頭痛治療「日だまりショット」では、頭痛の原因となる頚椎2番のズレにアプローチして、頭痛を一気に取っていきます。そこで、とても不思議な出来事が起こってくるのです。患者さんの人生が変わり出すのです。

頭痛患者さんとの語り合いの中で、私たちは「センサー」っていう言葉をよく使います。頭痛患者さんは、「あ、モンスターママと会っちゃったから、センサーが働いちゃった」とか、「多分、もうすぐ台風だから、センサーが反応してる」とか、「何か変な雰囲気だから、頭痛になった」とかいう言葉を交換しています。

ここで言うセンサーとは、頚椎2番のことです。つまり、自律神経です。頚椎2番が、自律神経の反応点になっているのです。

自律神経という名称は、頭痛の人なら一度は耳にしたことがあると思います。自律神経は、交感神経・副交感神経のスイッチング機能で、無意識の中で自動的に「交感神経（緊張状態のときに働く）」と「副交感神経（リラックス状態のときに働く）」の優位を繰り返しています。

現代社会は、ストレス社会のため、ほとんどの頭痛患者さんは、自律神経が交感神経優位に働いていることが多いです。

人間は生きていく中で、自分を守るために「緊張」と「リラックス」を繰り返しています。そして、頭痛になる人は、その「センサー」の感度が優れている人が多いのです。そのため、頚椎2番周囲の筋肉が、緊張状態でガチガチに固まります。

前述したように、固まっているだけならまだしも、休日などプレッシャーから解放されると一気に頚椎2番の骨が緩み、血流が頭に昇ってズキズキガンガンの偏頭痛が起こってくるのです。

まさに頚椎2番は、バルブの役目を果たしているのですね。バルブが閉まったり、開いたりして、自律神経の反応を調整しているのです。とても優れた装置です。超能力と言ってもいい機能だと思います。

しかし最近、この「センサー」を無視した社会の動きがあるわけです。情報化社会になり、すべてが自動化され、効率化されていく中で、犠牲になっている人間の感情があります。

例えば、職場の空気もそうでしょう。すべての人が、数字を上げることだけに懸命になって、会社の仲間との人間関係は雰囲気をつくるどころか、メールによってスムーズな連絡が重視され、無駄な会話などが切り落とされていっています。

家庭も同じように、家族のイベントよりも個人の予定が優先されて、自分だけが得するバーゲンセールへ行きます。いざとなって、家族同士の理解が置き去りにされて、「どうして一緒に暮らしているのか？」という意味も忘れています。あなたは、冷たい空気を感じたことはありませんか？

これを私は「ロボット化社会」と呼んでいます。人間もロボットのように愛想よりも効率を求めて進んでいくので、無愛想であいさつもない冷たい人間をどんどん生み出しています。

人間は、さみしさの動物です。さみしいと死ぬのです。そこに気づかずに社会が効率化で進んでいくたびに、優れたセンサーを持った人が「頭痛」という体の悲鳴を上げているのです。それを解決させる方法が、頚椎2番に隠されているのです。

自律神経のコントロールが頭痛解消のカギ

前述のように、自律神経は交感神経・副交感神経を自動スイッチで切り換えるシステムです。

では、自律神経は何をコントロールしているかというと、それは体です。当たり前ですが、体の緊張と緩和です。呼吸、胃腸、心拍、血圧、体温、ホルモン分泌、睡眠などを自動でコントロールしています。

読者の皆さんで、意識的に呼吸をしている人いますか？「今から吸うぞーー！」「吐くぞーー！」なんてしないですよね。まるで、自転車を漕ぐときみたいに、無意識で呼吸していますよね。寝ているときも怒っているときも、飛び跳ねているときもケーキを食べているときも、無意識で呼吸しているはずです。

では、胃腸をわざと動かせますか？「動けーー！」と言っても動かないですよね。心臓はどうでしょう？「早くなれーー！」って言ってもなりません。

でも、窓からヒグマが急に入ってきたら、ドキドキしますね。恋人との初デートは、緊張するものです。前の日に寝られたでしょうか？そうです。緊張すると眠れないのは、自律神経が「交感神経オン！全開！」になっているからですね。人間の体って本当に不思議です。

そして、この自律神経が、交感神経オンからオフになった途端に血流が頭に上がって、どーんと頭痛が起こるのです。つまりこの自律神経をうまくコントロールできれば、頭痛に対処できていくわけです。

自律神経というセンサーが頭痛を引き起こす

あらためて言うことでもないのですが、私は頭痛専門の整体院をやっています。「日だまりショット」という手技を使って頭痛の人を笑顔に変えています。

しかし、「日だまりショット」は頭痛の人だけに効く治療法ではないのです。頭痛専門と言いながら、実は生きづらさ専門でやっているのです。

これまで述べてきた中で、あなたの頭痛の原因に関して思い当たることがたくさんあると思います。

例えば、姿勢が猫背で肩こりがひどいとか、スマホをよく見て目を酷使しているとか、天気の変動で一気に頭痛になっちゃうとか、人混みに行くと頭痛に加えて吐き気まで出てきちゃうなど、たくさん頭痛になるキッカケがあります。

しかし、どのパターンも共通して言えるのは、頚椎2番のセンサーが反応して頭痛になっているということです。センサーとは、自律神経のことです。

前にお話した通り、私は治療現場で患者さんとよく話します。「昨日さあ、娘の卒業式でモンスターと会っちゃって……一気に頭痛になっちゃった」「あ～センサーが反応したんですね～」という会話で意気投合します。これは、まさに頭痛患者さんだからこそわかる会話なんですね。

センサーとしての頸椎２番の働き

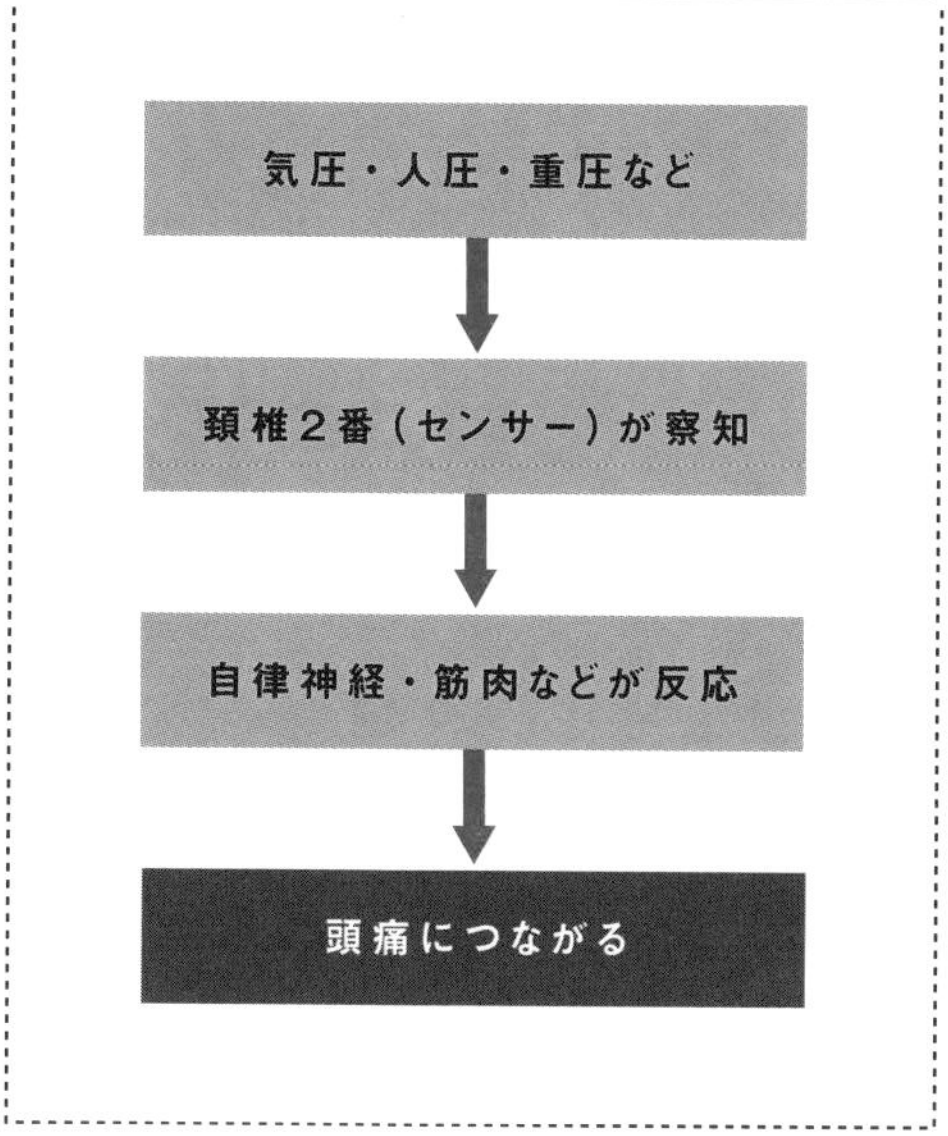
気圧・人圧・重圧など
頸椎２番（センサー）が察知
自律神経・筋肉などが反応
頭痛につながる

人は察知能力を持っていて、「あ、イヤだな、この状況！」ってなると、非常ベルが鳴るようになっているんですね。それが、頭痛です。あなたの身を守るためにセンサーが働いて、頭痛を引き起こすことで危機を教えてくれているんです（上図参照）。

しかし、そのセンサーが過敏だと、いろんな状況でアラーム（頭痛）が鳴ってしまうのです。

そして、そのアラームは、頭痛だけじゃなく、めまいという症状で出る人もいれば、耳鳴り、不眠、自律神経失調症など、さまざまな症状として出現します。

体には心の叫びがあらわれる

人間は、心を持つ動物です。そして、いろんな考え方、生き方をしてきています。

東洋医学では、心身一如と言い、心と体はつながっていると教えてくれます。

「胃が痛いな〜」と思っていたら、息子が誕生日プレゼントをくれた途端に治ってしまったり、人事異動の発表を聞いてびっくりした途端にめまいになってしまったり、大好きな人のことを考えると顔が真っ赤になってしまったり……。このように、心で思ったことが体に出るようになっています。とても不思議な機能ですね。これは、すべて自律神経が行っている活動です。

ここまで説明してきたように、自律神経は緊張したり、リラックスするスイッチの役割をしています。

もし、あなたが大学入試の試験当日、電車に乗り遅れてしまったとしましょう。「やばい！」と思った瞬間、自律神経は交感神経が優位になり、冷や汗と心臓ドキドキを発生させます。緊急事態発生ということです。

やばい状況、緊張する場面に出くわすと、それに反応してスイッチが入るのは交感神経です。現代人は、ストレス社会でいつも焦っているので、ほとんどの人が交感神経優位になっていると思われます。

逆にあなたがリラックスしているとき、お風呂に入っているときや仕事が明日も休みで自宅でゴロッとしているときなんかは、完全に副交感神経が優位に働きます。

最近、あなたはリラックスできているでしょうか？　リラックスしなさいと言われるほどできないのが、自律神経のコントロールの難しいところです。

頭痛とともに自律神経の状態も改善した症例

それではここで、頭痛治療「日だまりショット」を受けて、自律神経の状態が改善して、頭痛が出なくなっていった3名の症例を紹介しましょう。いずれも私の教え子からの症例報告です。

◎症例1　仕事への意欲も湧いてきた

まず1人目は、三重県に住む30代の女性で、どこに行っても治らない頭痛を抱えていました。ピラティスや霊能者の方にも見てもらったけど、全然良くならず、初回時に偏頭痛薬を月に240錠から250錠も飲んでいました。

薬の飲みすぎで顔色が悪く、フラフラしていました。顔色が悪いものだから、髪の毛を緑色に染め、髪の毛のほうに人の視線が行くようにして、真っ赤な口紅をして来院された女性でした。

治療3回目で頭痛が抜けていくわけですが、頭痛薬はお守り代わりに週1回予防で飲む程度まで改善しました。

大きな変化として、食事がとても美味しくなって、髪の毛も緑から黒に戻して、さらに薄化粧になって、もともとの可愛らしい顔が見せられるようになりました。

彼女は新婚さんなので、旦那さんと一緒に写真を撮ることができるようになり、とても幸せな明るい家庭になったそうです。

そして、彼女は仕事が絵描きさんで、自分の仕事に対する意欲が湧いて、どんどん素晴らしい作品をつくり出しているそうです。

◎症例2　毎朝起きるのが楽しみになった

2人目は、愛知県の高校1年生の女の子で、中学3年生の春から頭痛が出はじめ、6月からは毎朝のひどい頭痛とだるさで夕方まで起きられない状態になっていました。

お医者さんからは、「起立性調節障害」と診断されて悩んでいました。まったく学校に通えなくなってしまい、お母さんも悩み苦しみ、「日だまりショット」を受けることになりました。

3回目くらいで頭痛の頻度が半分くらいになって、1年間学校に通えなかったのが、週に2、3回学校に通えるようになりました。今では、もう頭痛がまったくなくて毎朝6時に起きているそうです。

頭痛がなくて早く起きられるので、「1日がすごく長くなった。生きる気力までなかったのが、毎日朝起きるのが楽しみになった」と語っています。

◎症例3　学校を1日も休まなくなった

最後は、茨城県の小学6年生の男の子で、小学4年生の頃から頭痛があって学校にあまり行けなくなり、5年生、6年生とまったく学校に行けていませんでした。

小学生なのにうつもパニック障害も経験して、「起立性調節障害」とも診断されていて、とにかくいろんなものを抱え込んでいる男の子でした。

初回治療終了時、暗かった顔がすごい笑顔になって、「俺、この仕事がしたい」「頭痛治療家になりたい」と力強く語ったそうです。

それからというもの、学校を1日も休んでいません。ただ今まで学校に行けていなかったために、気を張っているせいか、金曜日になると疲れて頭痛が出るそうです。

それでも、頭痛が毎日ではなくなり、何より元気な笑顔になったこと、そして生きる意欲がバーッと湧いてきていることがどでかい変化です。

年齢やパターンは違いますが、3名とも頭痛が治るとともに「生きる意欲」が湧いていること、うつ的な状況からハツラツハッピーな前向きな人生になっていくことが大きな変化です。

こうした変化のもとは、すべて自律神経の反応点である「頚椎2番」に秘密が隠されているわけです。

頭痛とはまさに人生である

前項の3つの症例を見ていただいたように、自律神経を調整することで、生きる意欲まで湧いてくるようになるのです。

私も実感しているのですが、頭痛を治す裏側には頭痛患者さんの人生があり、とても一生懸命に生きる真面目な人が多いことがよくわかります。

頭痛が消えていくときは、誰にも頭痛のことをわかってもらえない孤独と向き合い、つくり笑いで生きてきた人生から解放されていく瞬間です。体の調整役・自律神経の振り子は、ちゃ～んと緊張とリラックスを切り換えられるようになり、規則正しい生活になっていきます。

頭痛患者さんの変化として、新しく趣味を始める人や、考え方を変えて思い切って転職して今まで夢に見ていた調理の仕事を志したり、本人だけじゃなく旦那さんまでとても優しくなって夫婦円満になったり、仕事に燃えて業績を大きく上げられたりと、それぞれの人生を向上させるドラマが巻き起こっています。

まさに「頭痛は、人生だな」と思います。人間は、いろんなものを抱えて生きていて、我慢して気合いで生きてきて、「もう限界だよな〜」っていうところまできて、蛇口である頸椎2番がギュッと締まっていくストーリーです。

私は、患者さんの頸椎2番に手を当てるたびに思います。「あ〜、よく耐えてきたな〜」「僕だったら耐えられないほどキツいな〜」と胸が締めつけられます。

人って強いですね！　こんなに頑張って生きることができるなんて！

頭痛を解消した患者さんへのインタビュー

ここでは、「日だまりショット」によって、長年苦しんだ頭痛から解放されるとともに、人生も変わった5人の患者さんの生の声をお伝えしようと思います。

改善例

1

頭痛が治って学校に行けるようになりました

吉田ともきくん（10歳） 仮名
小学4年生

「日だまりショット」は、大人の頭痛だけでなく、子どもの頭痛にも効果を出しています。最近、子どもの頭痛が増えており、「頭が痛くて学校に行けない」「起立性調節障害と診断された」「プレッシャーがかかると頭痛になる」など、病院に行っても治らず、たくさんのお母さんが子どもの頭痛で悩んでいます。

子どもに薬を飲ませ続けるのも不安ですし、原因がわからなくて学校に行けないなんて、精神的な問題だろうと思ってしまう場合が多いです。しかし、そこにはちゃんとした原因が横たわっています。子どもも大人と同じように猫背やストレートネックなど姿勢の問題から、自律神経の負荷がかかる頸椎2番のズレによって偏頭痛が引き起こされることが多いのです。

ここで紹介するともきくんも、頭痛がひどくて学校に行けなくなっていました。本来は、ピアノが大好きなとても素直でいい子です。

Q 「日だまりショット」を受ける前はどんな悩みがありましたか？

頭痛が頻繁にガンガン起きていました。薬も普通の子どもの量より多いものを1日3回飲んでいました。薬もあまり効かなくて、学校に行ける日も少なかったです。

Q では、「日だまりショット」を受けてどんな変化がありましたか？

すごい気持ちもスカッとして、頭痛の頻度もすごく減りました。

Q 具体的に頭痛はどれくらい減りましたか？

この頃は、1週間に1回痛いか痛くないかぐらいまでになりました。

Q 最近は学校に行けることができて、ウキウキしてる感じに見えるんですが、その辺はどうなんですか？

今までずっと学校を休みっぱなしでヤバかったんです。学校でも授業に追いつけなくて大変だったんですが、3週間連続で学校に行けたり、頭痛がなくて学校に行くということで気持ちがいいです。

Q 頭の痛みも取れてきて、いい回転の毎日が送れているようですね。素晴らしい

ですね！　ともきくんはピアノも上手で、送ってくれた年賀状（写真）のように絵も上手なので、将来どんな風になるかとても楽しみにしています。では、最後にまだ頭痛で苦しんでいる方にメッセージをお願いします。

頭痛が来るというのは、とてもつらいことだと思うので、この日だまり整体院に来てどんどん頭痛を解消して元気になってください。

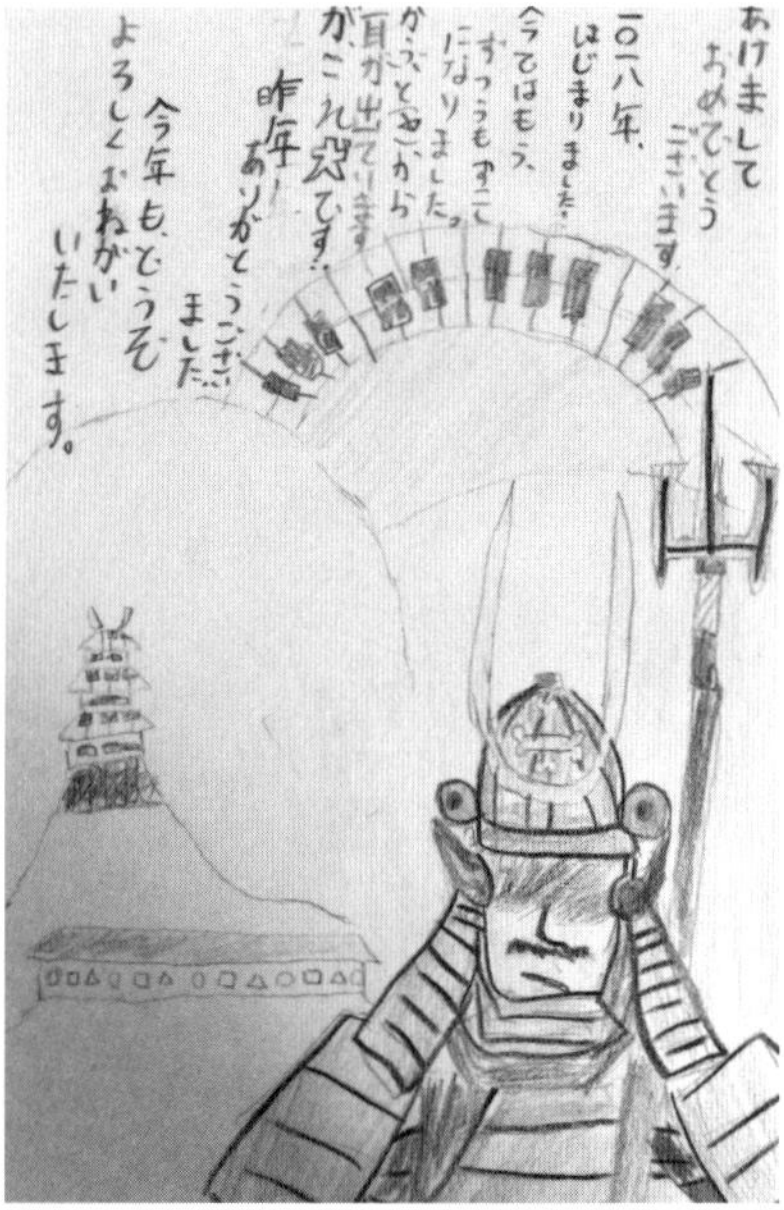

ともきくんの年賀状

◎ともきくんへの治療の所感

ともきくんの治療は、とても繊細なタッチが要されました。まず、頚椎2番の右ズレを初診で発見し、そこから頭痛が発生していると察しました。触れただけの少しのタッチで体がビクッと動くほど反応がいい患者さんです。

虫の話やセミの話などを私も少年になった気持ちで話すことができました。まるで親友といるような感じで心が通じ合っている感覚です。

お母さんもとても真面目で子ども想いの方なので、施術ルームを開けっ放しで自由な雰囲気づくりに努めました。この本で紹介されている水晶こすり法（第2章）も、ともきくんはマスターしています。

改善例

2　頭を殴られるほどの痛みがなくなりました

目黒美保子さん（31歳）
子育てママ

偏頭痛は、日本人に840万人いると言われており、特に女性に多い症状です。周期的に頭を殴られるほどの強い痛みがやってきます。寝ていないと過ごせないほどの痛みのため、生活になりません。

そんな日々を過ごす子育てママの頭痛が改善した例を紹介させていただきます。

「日だまりショット」で頭痛が治り、お母さんが笑顔になると、家庭が明るくなって、家族も笑顔になります。素晴らしいことです。「日だまりショット」で笑顔になった主婦のインタビューです。

Q 「日だまりショット」を受ける前にどんな悩みを抱えていましたか？

頭から体全部に何かが乗っかっている感じで、頭もモヤモヤ、目の奥もずっと暗かったです。月に何度か頭痛が起こって寝ていないとダメな状態でした。1歳4ヶ月の子どもがいるのですが、今考えると子どもに笑いかけられていなかったです。いつ頭痛が来るかという心配が多くて、頭痛が来ると旦那さんが実家に逃げるという状態でした。1年くらい前からそんな状況でした。

Q ここに来る前には、どんな対処をしてきましたか？

脳神経外科にも通って、MRIとかの検査をしても異常なく、「日々の疲れ・肩こりですね」という診断を受けて悩んでいました。薬をもらうんですが、飲んでも（頭痛に）効かなくて、頭を殴られて割れるぐらい痛かったです。

Q どうしてこの蒲郡市の日だまり整体院に来たんですか？ 結構遠いですよね？

「どこか治せるとこないかな？」とインターネットで調べて、頭痛整体院を見つけることができました。ちょっと距離はあるんですが、「ここで治せたらいいね」って話していました。今まで通っていた方のコメントとか見て、私もそうなれたらいいなと思ったのと、頭痛に関して専門ということで決めました。

Q 実際に「日だまりショット」を受けてどんな結果になっていますか？

今、1ヶ月ぐらい通わせてもらっているんですが、「本当に？」「ウソかな⁉」って思うぐらい楽です。背中の重りもなくなりました。頭痛は、4週間ないです。嬉しいです！

Q 「日だまりショット」を受けた体感は痛いですか？ どんな感じでしょうか？

痛いって感じではなく、「あ、そこ！」というピンポイントで先生に押してもらって、力が抜けて楽になっていく感じです。3回目の施術後ぐらいから、体の軽さを感じはじめました。写真とか見返しても、家族と「こんな顔してたよね」って、笑えるようになりました。

Q 最後にまだ頭痛で苦しんでいる方にメッセージをお願いします。

「ウソかなー!?」と思ったんですが、本当に楽になったので、皆さんもあきらめないで一度来てほしいなと思います。

◎目黒さんへの治療の所感

初診のときの目黒さんは、まさに死んだような顔をして入ってきました。ストレートネックと頚椎2番が左に出っ張り、なおかつ肩甲骨まわりがガチガチに張っていました。

食欲もないと言っていたので、頭痛を発生させる偏頭痛ルート（頚椎2番〜肩甲骨を結ぶライン）を丁寧に緩めていきました。自律神経の緊張状態が長く続いていたことから、子育て（2時間おきに起きる）の状況から八方塞がりになっていました。

初回で治療ポイントはわかりました。3回目でガチガチの偏頭痛ルートが緩み、姿勢もまっすぐになり、笑顔がとても明るくなりました。

改善例 3

偏頭痛がなくなるとともに体も整いました

加藤里美さん（36歳）
塾講師・子育てママ

前述のように、日本全国に840万人、世界でも10億人以上が偏頭痛で苦しんでいると言われています。これという治療法がなく、病院をあちこちさまよっていたり、頭痛持ちに生まれたとあきらめている人が多いようです。

ここに紹介する加藤さんは、「日だまりショット」を受けることによって、偏頭痛の苦しい暮らしから見事に脱出できている女性です。偏頭痛の人は心優しい人も多いので、どんどん救って、あったかい社会をつくっていきたいと思います。

Q 「日だまりショット」を受ける前にどんな悩みを持っていましたか？

雨の日とか台風とか低気圧になっただけで、頭痛がするひどさでした。全身バキバキでした。目の疲れからもズキズキガンガン頭全体に痛みが来ていました。市販の頭痛薬で何とか対処していました。

Q　どうしてこの整体院に来たのですか？

ネットで調べて来ました。先生が、児童館のイベントの「肩こり体操」に出ていたときにお会いして、親近感があったからです。また、（私のかかりつけの）病院の先生もホームページに出ていたからです。

Q　実際に「日だまりショット」を受けてどうなりましたか？

偏頭痛はまったくなくなりました。痛いかなっていうときも、激減ですね。本当に稀に痛くなるくらい。薬も飲まなくなりました。また、先生のところに通って体が整ったっていうのもあると思うんですけど、妊娠して、妊娠中、授乳中もほぼ頭痛が出なくてありがたかったです。

Q　「日だまりショット」を受けた体感はどんな感じですか？

痛くないし、優しいだけでもなく、「あ！　そこだー！」というところをやってくれるので納得いきます。頭痛の原因を説明してくれたり、最初に重症だからすぐには治らないと伝えてくれたことも安心して通える理由でした。

Q　最後にまだ頭痛で苦しんでいる方にメッセージをお願いします。

日比先生は、施術も上手ですし、誠実な人柄ですし、信頼できる人です。診療室も日だまりという名前の通り、日が差して居心地のいい空間で落ち着いて受けられると思います。腕は、本当にいいと思います。

◎加藤さんへの治療の所感

加藤さんは、頚椎2番が右に思いっきりズレていました。東京で塾の講師をやっている素晴らしく優秀で都会的な女性ですが、環境の変化と子育ての疲れで持病の偏頭痛が爆発していました。

頚椎2番の斜面を中心に施術するとともに、彼女の持っているストレスの内容を聞いて、たくさんたくさん話していただきました。頭痛がなくなっていくと同時に、塾の講師として復帰したいと話し、さらに2人目を妊娠されて、すごく元気になりました。とても熱い情熱を持った人で、東京のいろんな情報を教えてくれました。今は頭痛薬もまったく飲んでないとのことです。

改善例

4

頭痛が治って仕事がバリバリです

榊原健太郎さん（38歳）
会社員

もともと薬売りをしていた榊原さんは、ずっと後頭部に頭痛を抱えていました。薬を飲んでも治らず、悪戦苦闘する日々の中、会社では重要なポストに就いていて、仕事が大好きでエネルギーを投資したくても、頭痛の激痛が襲ってきて仕事になりませんでした。

それが、「日だまりショット」を受けて「毎日が絶好調！」になったそうです。何十年も抱えていた頭痛人生を大逆転して、普通の生活に返り咲いています。頭痛を治していくことは、「本当の自分」にたどり着く旅なのかもしれません。

頭痛を治していきながら、彼は私の整体院経営に興味を持ち、毎週楽しく通ってくれています。先日は、彼と焼き鳥を食べに行きましたが、まさに患者でもあり、友でもあるおもしろい存在です。

Q　どんな悩みがありましたか？

20代から10年ぐらい頭痛が起こっていました。多いときは、週3回ほど頭痛がありました。天気が悪いと頭痛になって、人間天気予報になっていました。後頭部が痛くて、目の奥が重く、激しい痛みではないけど、つらい痛みがずっと続いていました。

Q　どんな対処をしていましたか？

薬は飲みたくなかったのですが、痛いと仕方ないので鎮痛剤を飲んでいました。病院に行っても薬を出されるだけということは知っていたので、行きませんでした。

Q　どうして当院に来たのですか？

偏頭痛がひどくなって、ネットでいろいろ調べていたら、「頭痛外来」というキーワードでここが出てきたので予約しました。

Q　実際に治療を受けてどんな結果になりましたか？

最初の1、2回でひどい頭痛が起こることがなくなりました。5回、6回と通うたびに頭痛の回数が減っていきました。今ではまったく頭痛がなくて絶好調です！

Q　最後にまだ頭痛で苦しんでいる方にメッセージをお願いします。

（「日だまりショット」を受けると）まず一番は、頭痛を治すことができるということです。そして、頭痛が治っていくことで、人生もガラッと好転して、仕事にもやる気が出てきました！　そういう副産物まで得ることができました。

◎榊原さんへの治療の所感

榊原さんは、「日だまりショット」を語らせたら右に出る人がいないくらいのファンです。彼の頭痛の原因は、頚椎2番の右ズレでした。仕事大好き人間だったのに偏頭痛の発症で仕事になりませんでした。

1、2回の治療で頚椎2番の動きが出てきて、頭部への血行が巡行しているのを感じました。朝もスッキリ目覚めて、仕事に気合いが入っているそうです。もう3年間も頭痛がない状態ですね！

改善例
5

頭痛が解消できて明るい毎日を取り戻せました

竹内和子さん（53歳）
主婦

竹内さんは50代の主婦で、長年にわたる偏頭痛で悩み、家族につらい顔を隠しながら頑張っているお母さんでした。長女が結婚して出産を迎えるにあたり、孫育てもあり、「何としても偏頭痛を治したい」ということで、「日だまりショット」を受けに来ました。

いつでも頑張り屋さんの彼女は、元気がウリのパワフルお母さんでしたが、偏頭痛が来ると寝込まないといけなくて、旦那さんも子どもさんたちも心配して家の中が暗くなっていたそうです。

それがほんの数回で偏頭痛から解放され、笑顔を取り戻し、今では子どもから「お母さん、黙っていて！」と言われるくらい明るく賑やかな毎日を送っているそうです。まさに彼女は明るい家庭の「太陽」になっています。

Q　来院する前にどんな悩みを抱えていましたか？

私は50代なんですが、30代から肩こりがひどく、首もパンパンで、更年期を迎えてどんどん体調が悪く、偏頭痛がありました。常に頭痛薬・鎮痛剤が手放せなくなっていました。

Q　頭痛でつらいときは、どんな対処をしていましたか？

湿布を貼ったりして対応していました。でも、湿布も頭痛薬も体に良くないと思い、できるだけ1日1回にしていました。でも、主婦をやっているから、朝起きたときから「あ〜つらい。頭痛ーい」って私がなると、家庭が暗〜くなっちゃうんですよね。だから無理してでも、「薬飲んでも明るくしなくちゃいけない！」という気持ちになっていました。お母さんだから、家族の太陽じゃなくちゃいけないと頑張っていましたが、ここ1年はつらくてつらくて、耐えていました。

Q　どうしてここを知ったのですか？

ネットで調べて先生の整体院が出たんです。「頭痛専門」とうたってあるから、もっと遠方かと思ったら、意外にも車で数分のところでビックリしました。でも、施術料金が結構高いじゃないですか！　それでも、騙されたと思って1回行ってみようと思って来ました。

Q　半信半疑で受けてみた結果はどうでしたか？

最初に先生に会ったとき、「私は主婦をやっていてお金も限られています。4月には孫が生まれます。それまでには治したい」という希望を伝えました。最初、治療を受けた日の帰り道、車を運転するときに首を回すのが（左を見るときが痛くて回しづらかったのですが）、何か「アレ!?」って感じで「こんな早く効果が出るの！」と思いました。

そして、自宅に帰って家族にここでの治療をいろいろ話していたら、家族が「何か明るいよね！」「すごい元気だよね！」といつもの私との比較を言ってくれて、通おうと決心しました。

通ってみると、治療を受けるたびに徐々に良くなって、偏頭痛の薬を飲まなくなり、痛くて目が覚めることがあったのがなくなり、肩や首に手が行かなくなりました。それで「これはすごい！」ということになりました。実は、私はテレビショッピングや通販とか疑う目を持っているんです。「絶対にコレはやらせだな」とか思っちゃうんだけど、やらせじゃなかったです。

Q 最後にまだ頭痛で苦しんでいる方にメッセージをお願いします。

私は、友達に会ったときに「今日、偏頭痛があります」とか言うとムード壊しちゃうから、言えなくて薬を飲んでごまかしてきました。「私、偏頭痛です」って人に言えない人も、騙されたと思って先生を頼るのも一つの手段だと思います。私は、オススメします！

◎竹内さんへの治療の所感

竹内さんは最初、とても暗い顔で入ってきました。言葉も少なげでした。それが2回目の治療のときには、頭痛が出ていなくて家族の状況をたくさんお話してくれました。この人の肩にはいろんな重圧が乗っているんだな～と思いました。

頚椎2番の周囲の硬さが取れると同時に、偏頭痛がなくなりました。一見、パワフルなお母さんこそ裏側で家族の負担や悩みを背負っているんだなと実感させられる症例でした。台所で隠れて頭痛薬を飲んで痛みをごまかしているお母さんも多いと思います。ぜひ笑顔の毎日を取り戻してほしいです。

子どもの頭痛がとても増えている

症例でも数名紹介していますが、子ども（高校生以下）の頭痛がとても多くなっています。今は保健室で寝ている頭痛の子がたくさんいます。名古屋では14・4％の子ども（小学生）が頭痛を感じているそうです（日本頭痛学会調べ）。とても驚くべき数字です。

病院に行っても薬を飲んでも頭痛が治らなくて、学校に行けなくて電話をかけてくる患者さんがめちゃくちゃ多いです。お母さんが子どもを連れてくるわけですが、子どもの将来を考える親御さんは、とても心配しています。

朝から頭痛とだるさで起きられず、病院で「起立性調節障害」と診断を受けている子も多く、親は「うつ病になっちゃったかな⁉」と悩み、友人や先生との対人関係を疑ったり、「学校がイヤなのか?」と思ってみたり、本人の気持ちが弱いのかと仮病を疑ったりしてしまいます。子どもだけじゃなく、親も深い悩みを持って過ごしていることが多く、とても根が深いです。

子どもの頭痛も大人と同じで、頚椎2番のズレに注目していきます。だいたいこの骨の周囲がカチカチなっているので、そこを本当に触れるか、触れないかのタッチで緩めていくのですが、まさに自律神経が調整されてスーッと頭痛が治ると同時に、内側からも意欲が湧いてきます。子どもの表情や行動を見ていれば、その変化がよくわかります。

どうしても気持ちや何かで悩んでいるのかと責めてしまいがちですが、単純に猫背だったり、部活のやりすぎだったり、頑張りすぎで後頭部がガチガチに張っていただけの子も半数以上です。

まわりが心配しすぎないことが大事ですが、なかなか難しいですよね。子どもは「今日は頭痛あるの?」って聞かれるのをイヤがります。……でも、ついつい聞いちゃうんです。

お母さん、子どもの首を触ってみてください。多分、パンパンに張っていると思います。もし、あなたのお子さんが頭痛で悩んでいるなら、次章で紹介するセルフ治療の3パターンをまずやってみてください。

子どもは、日本の未来です。世界の宝です。お母さんも子どもにかえって、笑い合いながら、一緒にカエル体操をやってみてください。

きっと子ども自身も、頭痛がどこから来ているかわからなくて焦っていると思います。それは大人と同じですが、言葉にしにくいのです。そこを察して、頸椎2番の塞がりに手を当ててあげてほしいのです。

また、最近の子どもは、スマホやゲームの流行によって目に負担がかかっているので、目の疲れを解消しましょう。心を開いてもらうのが大変な場合もありますが、治すには、本人の「治そう」という意欲がとても重要になってきます。私たちも彼らの希望になれるように、「日だまりショット」を広めていきます。

人の頭痛を察知できる思いやりセンサー

頭痛の人は、センサーが優れています。それは、「思いやり」があるということです。「思いやり」とは、イマジネーションです。人の痛みを想像してあげることができる能力です。遠く離れた親や恋人のことを思う能力です。腰の曲がったおばあちゃんがいたら、助けてあげたくなる真心です。

「思いやり」とは、人間の持った超能力です。人のことを思うことこそが、自身の心をハッピーに満たすのです。

今、頭痛で苦しんでいる人がいるなら、そっと頚椎2番の硬さに手を当ててあげましょう。このロボット化している社会の中で、やるせない思いで生きてきた苦しみを感じましょう。耐えるしかなかったその人の人生を感じましょう。「もう大丈夫だよ！」と、あなたの思いやりセンサーで詰まった部分を察知しましょう。

そのとき、頭痛の人の運命が変わります。社会の中で、生きていく余裕ができてきます。生きている喜びをその人と一緒に味わいましょう。人生は、本当は素晴らしいものなのですから！

「頭痛専門」は「生きづらさ専門」とも言える

人間は、孤独で生きています。自分の悩みを口に出せずに毎日を根性で生きている人がたくさんいます。

私が音楽の道に挫折し、この整体の道に入るとき、「私に何ができるだろう？」と思いました。

いろいろ考えた末、私は「人を感動させるような仕事がしたい」と思い、「世の中で傷つき、疲れきった人の暖炉になりたい」と思って、日だまり整体院を開業しました。「頭痛専門」の旗を立てた一番の理由は、そういう人たちを応援する仕事がしたかったからです。

人は、心の叫びが体に出ます。私たち頭痛治療家の仕事は、心を失っていく現代社会にとても必要な仕事です。多くの患者さんに触れるたびに、その思いを新たにしています。

第2章

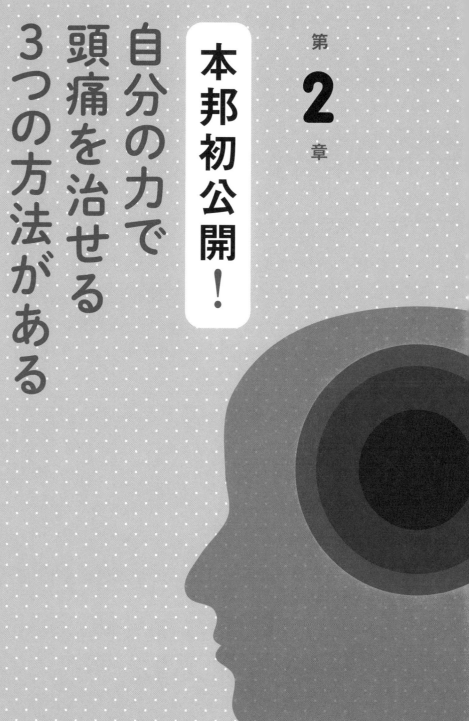

本邦初公開！

自分の力で頭痛を治せる3つの方法がある

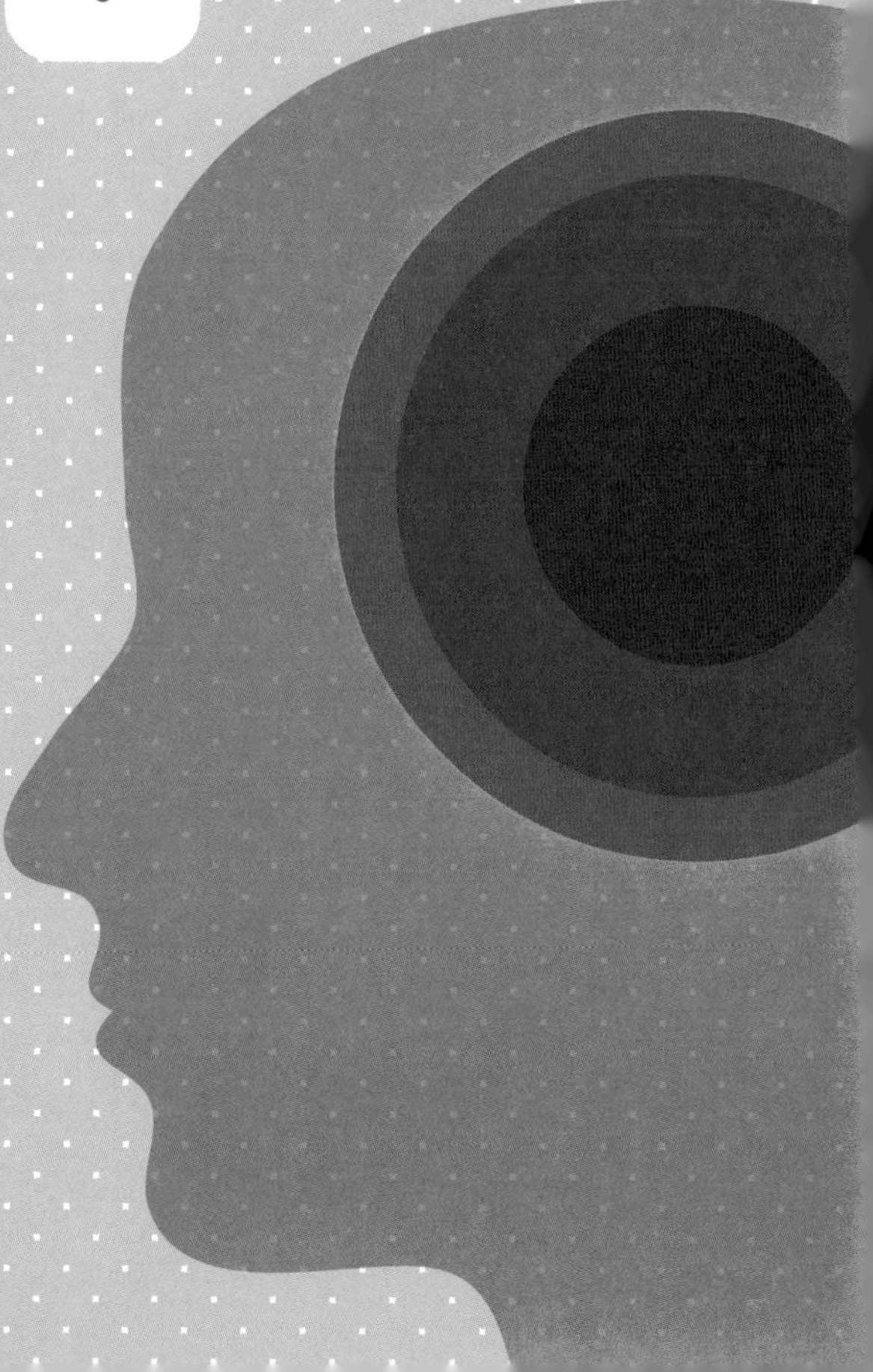

自分で頭痛を治せる3つの方法

さあ、読者の皆さん！　ここからはいよいよ実践編です。

自分で長年の頭痛が治せちゃったらどうですか？　ここまでは治療現場における頭痛を手で治す方法を紹介してきました。そこで、ここから実際にプロの頭痛治療家が治療現場で使っている技をとても簡単にして、患者さんご自身でやれるようにご紹介します。

今回、皆さんにこの頭痛を自分で治す3つの方法を教える理由はたった一つ、あなたを笑顔の毎日にしたいからです。あなたが笑顔で輝くと、まわりの人もとっても元気になれると信じているからです。

そして、遠方に住んでいるために日だまりショットを受けに来られない方や、働きづめで時間のない方、毎日の生活の中でケアしていきたい方のために、勇気を持って本邦初公開しました。

さあ、今まで抱えてきたあなたの頭痛は、どこが原因で起こっているのか、頚椎2番のズレを自分でチェックして、スーッと痛みを取っちゃいましょう。今日から頭痛のない人生になるかもしれません！

ここで紹介する3つの方法は、実際に整体院の患者さんにも指導しているセルフ治療です。この3つの方法は、まさに日だまりショットの三本柱になる「偏頭痛治療」「緊張型頭痛治療」「猫背直し（姿勢矯正法）」の3つになります。

もし、あなたが偏頭痛でも、緊張型頭痛でも、全部一通りやってみてください。頭痛患者さんなら、きっと体感で「わかる！　そこだわ！」と感動していただけると思います。

まず1つ目の「水晶こすり法」は、いきなり偏頭痛の原因をパシッと見つける方法です。これは、私がカラオケボックスで、自分で頭痛を治すときに発見したやり方です。頚椎2番は本当にすごいポイントです。ぜひ感じてみてください。

2つ目の「日だまりショット簡易版」は、目の疲れから来る頭痛、うつ症状や頭重感、めまいや緊張型頭痛に即効性のある治療法です。生きる勇気まで湧いてきますよ！　ぜひ、仲の良いパートナーに優しくやってもらってください。

そして、3つ目のカエル体操は、猫背直しです。これはすべての人にやっていただきたいです。姿勢を良くするだけで、「こんなに健康になれるんだ!、元気になれるんだ！」という感動を味わっていただきたいと思います。

ぜひこの3つの手法を使って、あなたの長年の頭痛を治してください。まずは、頭痛の原因をご自身で知ることが大事です。

説明に入る前に、以下の方は頭痛がひどくなってしまう可能性があるので、タッチに気をつけて行いましょう。

①寝不足や過労で疲れが溜まりすぎている人（寝て休んでください）
②飲みすぎで頭が痛くなっている人（寝て休んでください）
③頭痛に伴う吐き気でトイレにこもっている人（落ち着いた翌朝にしてください）
④たくさんの薬で薬物乱用頭痛になっている人（タッチを優しくお願いします）

⑤むち打ちの人（タッチを触る程度でお願いします。それでも効きます）

では、説明を始めていきましょう。

1　つらい偏頭痛をその場で和らげる「水晶こすり法」

自分で頭痛を治す方法の代表選手が、この水晶こすり法です。実際は次ページの写真のように治療をするのですが、これを頭痛患者さん本人でやる方法になります。

水晶こすり法には、水晶玉をこすって奇跡を起こすという意味があります。優しいタッチで触ってください。

偏頭痛の人は、間違いなく頸椎2番が右左どちらかにズレています。右のこめかみに出る人は右に、左のこめかみに出る人は左にズレている可能性が高いです。

仰向けで寝て、左に向いたら右手で、右に向いたら左手でセルフ治療します。ポイントは、首を回しすぎず、少し傾ける程度（40度くらい）にして、背中のホックを外すようなポーズで首の上のほうを中指の指腹でタッチします。

そうすると、〝出っ張り〟を発見することでしょう。ありましたか？　その出っ張ったところの骨が、頚椎2番です。

前述のように、頚椎2番は首を回旋させるために、56ページの上の図のような仕組みになっています。頚椎2番が土台になって、その上に輪っかのように頚椎1番がはまっているのです。土台の頚椎2番が、ズレていると頭痛が発生しやすいんです。

さあ、あなたの頚椎2番は、見つかりましたか？　次ページの写真のモデルさんのようにやってみましょう。

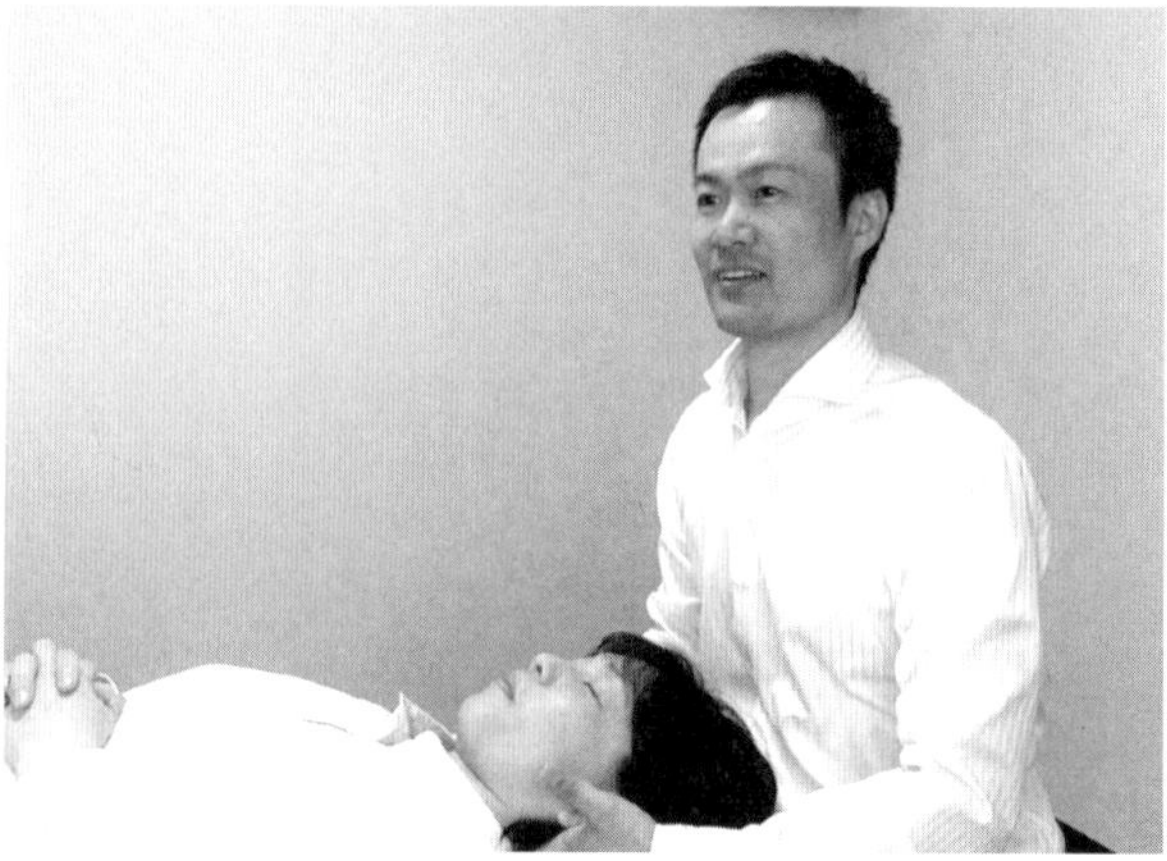

実際の頭痛治療

水晶こすり法

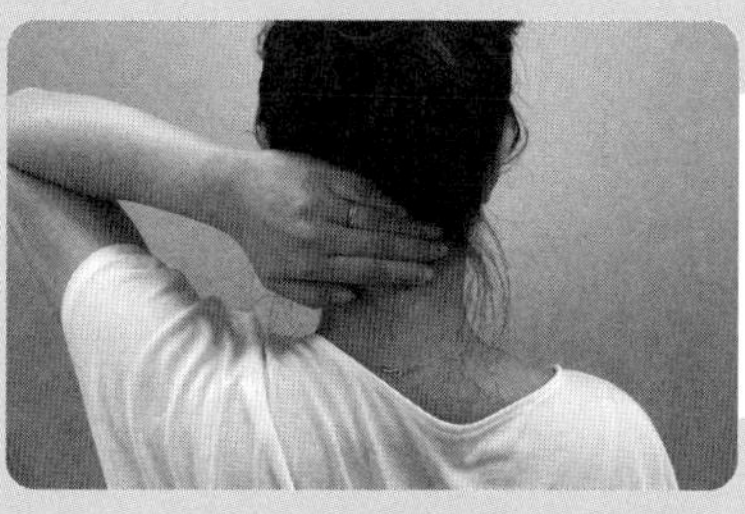

1

事前に頚椎2番の位置を確認しましょう。首の上部にちょっと出っ張った部分があると思います。そこが頚椎2番です。

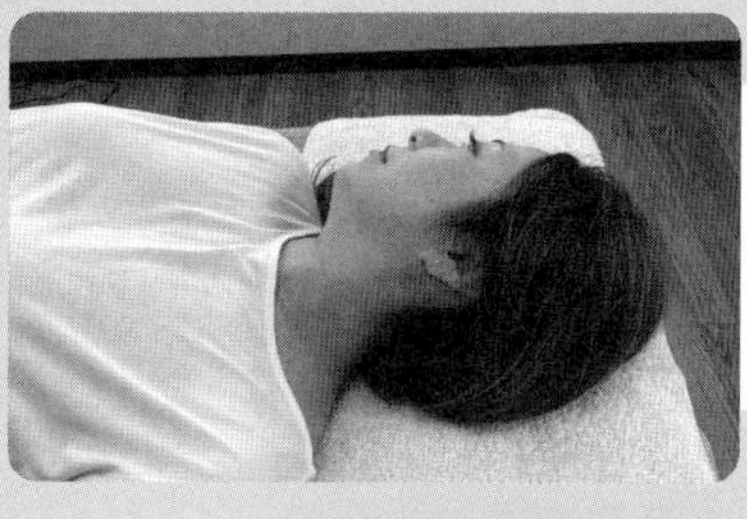

2

仰向けに寝て、首を右に（左に）40度くらい傾けます。

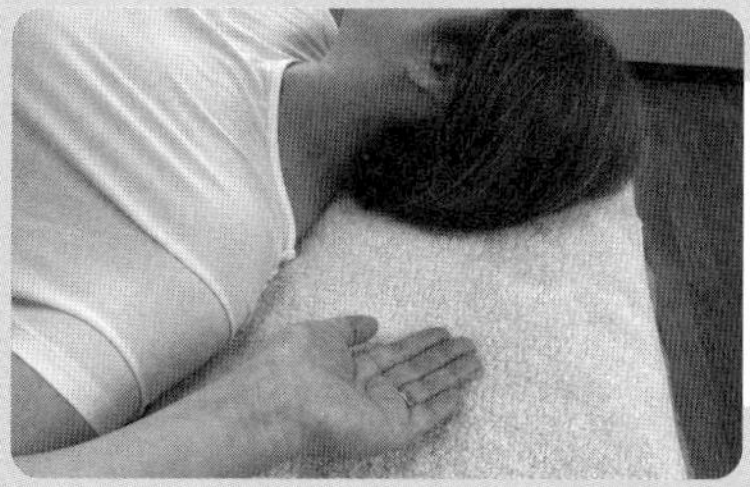

3

首を右に傾けた場合は左手を使います（左に傾けたときは右手）。

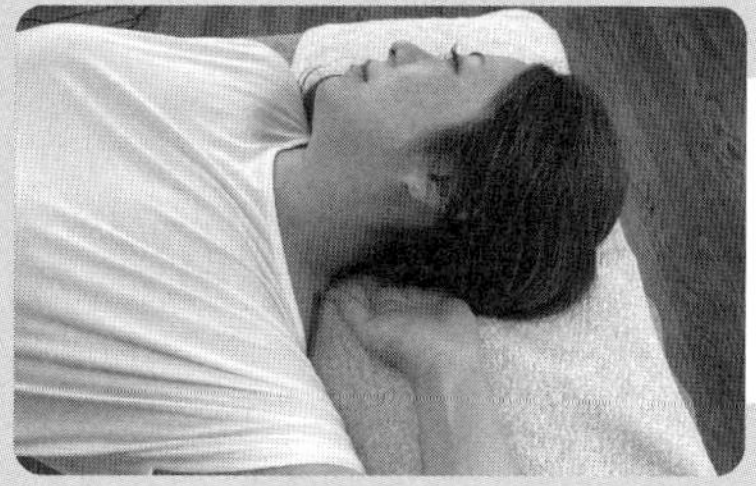

4

左手を首の下に持っていき、中指の腹で頚椎2番を30秒くらいタッチします。気になる人は、終わったら逆側も同様に行います。

頚椎2番にタッチするとわかりますが、ボコッとなっている骨の周囲に筋肉のコリがついていて、触ると痛気持ちいいポイントです。もしかして、頭痛の人は、ここを無意識にぐいぐい押しているかもしれませんね。そうです。そこで合っています。

タッチの力は骨の温度を感じ取るイメージで、スマホのボタンを押すくらいの軽さです。「お〜、効く〜!」ってなったら、片方30秒くらいにしましょう。だんだん血液が流れていくので、自律神経も調整されてお腹がぐるぐる鳴る人もいるでしょう。

頭痛がないときでも、「ちょっと重いな〜」っていうときにやると、頭痛を回避できたりします。

頭痛の人は、この頚椎2番の周囲がパンパンなはずです。あなたの頭痛の歴史をご自身で感じ取ってあげてください。

◎水晶こすり法で25年の頭痛がなくなった　加藤さん(40代主婦)

私は頭痛が25年以上前からあって悩んでいました。いつもハンドバックにはバファリンを入れていました。そして、頭痛になるときには首をよく触っていました。

先生に「水晶こすり法」を教えてもらって、出っ張りを発見しました！ 私は、左に出っ張ってるんですが、チョチョッとこすったら頭痛が消えていくんです。すごい気持ち良くて、そこだよ！って感じです。

今は、外出先とかで疲れると、出っ張りを自分でちょっと触って頭痛が出なくなっています。すごい方法です。ぜひ、頭痛の人は出っ張りを探してみてください。

◎水晶こすり法のおかげで薬を飲まなくなりました　川口さん（40代主婦）

日だまりショットを知ったのは、『からだにいいこと』という健康雑誌に載っていたからです。雑誌には「頭痛を自分で治せる」って書いてあったので、「嘘でしょ！」と思って、自分の首を寝ながら触ってみました。

初めはわからなかったんですが、骨が尖ってるようなところにゴリゴリがあって、怖いので手のひらであっためる感じで触っていました。梅雨のときは調子が悪いんですが、1週間くらいやっていたら、それから頭痛薬を飲まなくなっています。今年の梅雨も大丈夫でした。

2

緊張型頭痛に効果を発揮する

「日だまりショット簡易版」

日だまりショットは、偏頭痛・緊張型頭痛・群発頭痛の3大頭痛に効果を発揮するのですが、頭痛の人で多いのは、何と言っても緊張型頭痛です。

緊張型頭痛は、「肩こり頭痛」とも呼ばれ、首や肩まわりの筋肉が緊張する影響で、頭が締めつけられるような痛み（ヘルメットをかぶっているような痛みと比喩する人が多いです）を感じる症状です。

この緊張型頭痛に大きな効果を出すのが、日だまりショット簡易版です。110ページの写真のようにうつ伏せ状態で患者さんの後頭部をメインに治療していく手技です。本書の特典のQRコードで動画もご覧ください（110ページ）。

日だまりショット簡易版は、頭痛だけでなく、眉間・脳天・後頭部（縦のラインと呼んでいます）の痛み、また、めまい・副鼻腔炎・鼻詰まりによく効きます。

めまいでは、メニエール病と診断された方の多くが、この治療法で改善しています。後頭部が目の奥につながっていることから、目を収縮させる筋肉の疲れを取り、血流を良くするため、施術後は視界がスーッと明るくなります。

また、生き詰まり（生きるのがツライ）症状も、この後頭部を緩ませることで解消されていきます。うつ病や気分が沈み込んだり、やる気が出ない原因が後頭部の詰まりにある場合も結構あります。

頭痛患者さんは、頭と首の骨の間が極端に狭いので、「それは生き詰まりますよ！」と言ってあげたいです。

日だまりショットは、体にアプローチしながら、心の治療になっていくところが醍醐味でもあります。あなたの未来が明るく見えることを心より願っています。

では、次ページの写真を見ながら実践してみましょう。この解説とともに、動画を見て、タッチをイメージして練習してみてください。きっと素晴らしい効果が得られるはずです。

日だまりショット簡易版

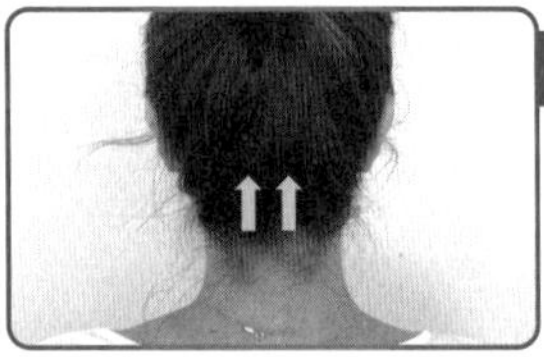

タッチするポイント

後頭部の下端には真ん中に窪みがあって、その両側の斜面を矢印のように下から上へタッチします。

特典動画は
こちら

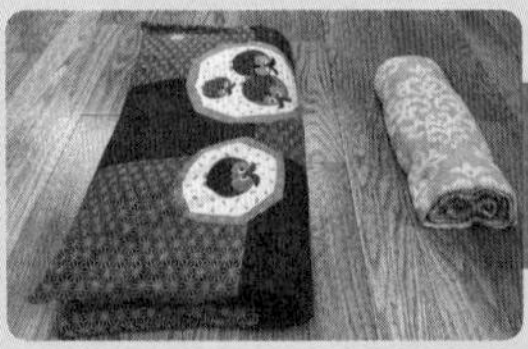

1 用意するものは、胸に敷くマット（座布団を丸めてもよい）とおでこに敷くためのバスタオルを丸めたものの2つです。

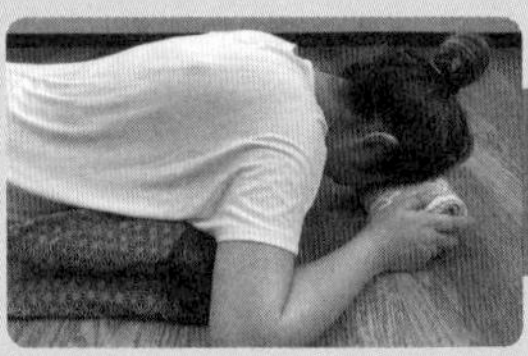

2 写真ように、受ける人はうつ伏せに寝ます。鼻がつぶれないように注意してください（息ができているかも確認します）。

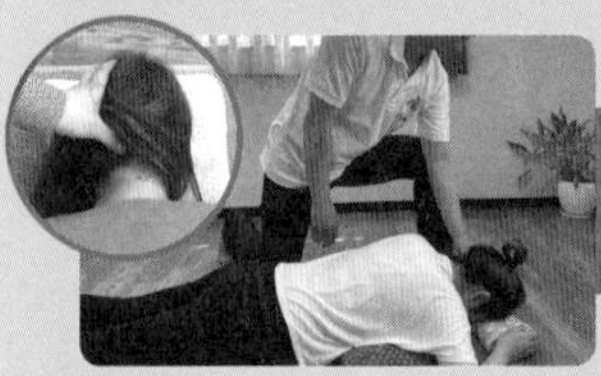

3 患者さんの左側に立ち（床に寝ている場合は立膝で）、左手で患者さんの後頭部に手を当て、タッチするポイントにある左の矢印を親指で優しく押してあげてください（10〜15秒くらい）。右に立った場合は逆になります。

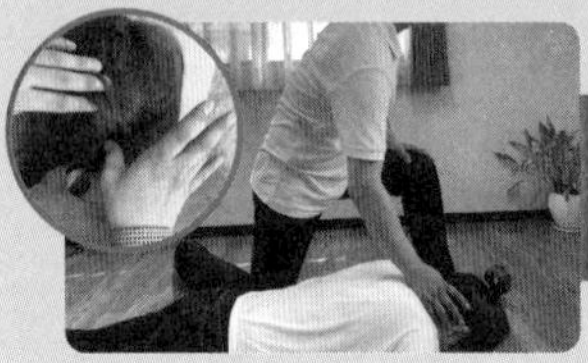

4 次に手を変えて、後頭部の末端に親指の先端を当てます。骨に指が引っかかっている感じを3秒キープしてから、ゆっくり離します。これを2回やります。3〜4を反対側も同じように行います。

◎日だまりショット簡易版で息子の頭痛が治りました　西尾さん（30代主婦）

うちの息子はゲームが好きで、たぶんその影響で頭痛になったと思うんですが、中学に入って学校を休むぐらいに頭痛がひどくなっちゃったんです。

そんなとき、たまたま先生の体験会に行って、後頭部を治療する日だまりショットを習ったんです。素人の私ですが、見よう見まねで息子にやってみたところ、「ママ、めっちゃ効くやん！」って言われて、それから頭痛がなくなりました。

こんな不思議ですごい治療法、みんな知ったほうがいいです。

3
猫背を治して頭痛を予防する「カエル体操」

頭痛の人は、猫背の人が多いです。パソコンやスマホ、ゲームなどの普及で、猫背がどんどん増えているようです。「スマホ首」なんて言葉もあるくらい、電車やプラットホームで見る学生の姿勢はひどいものがあります。

私の整体院でも頭痛患者さんの猫背直しとして、この「カエル体操」を指導しています。この体操をやることで、ストレートネックや猫背の人の頭痛が予防できます。54ページの左の図のように、あごが前に出る猫背だと頭痛になりやすいです。猫背になると、後頭部が詰まってしまうため、血流が頭のほうに流れにくくなり、頭痛を発生させるのです。特にパソコンに熱中して目を酷使していると最悪です。どうしても集中すると、こんな姿勢になりやすいので注意しましょう。

猫背によって頭痛になる原因は、人間が2足歩行だからです。頭の重さが成人で5～6㎏です。鉄アレイくらいあるその重さを首は支えているのです。

姿勢がいいと、背骨のクッションによって首にかかる負担を減らせますが、猫背だと、頭の重さをもろに首が支えることになります。そして、首まわりの筋肉がガチガチに張ってしまうことによって頭痛になります。姿勢って大事ですね。

では、実際に猫背を治すカエル体操をやってみましょう。会社で働いている人は、トイレやお昼休憩にやるといいでしょう。朝礼でみんなでやってもらうと、生産性が上がるかもしれません。

カエル体操

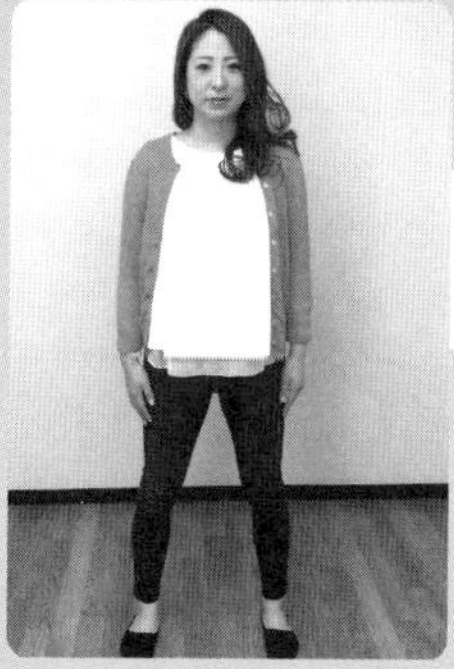

①
足を肩幅の長さに広げて立ちます。

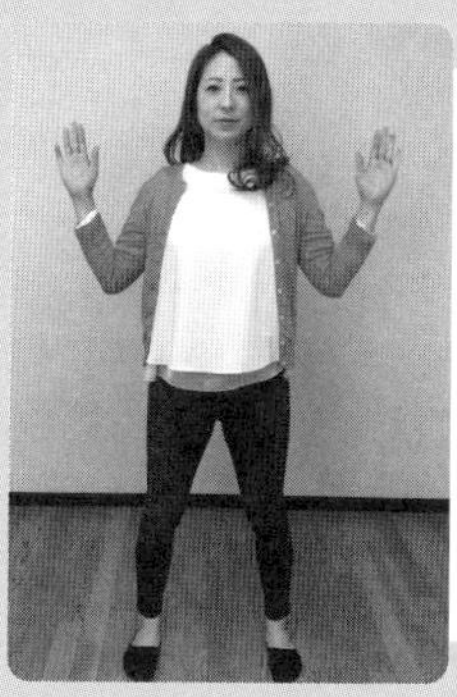

②
1の体勢から、胸にいっぱい空気を吸い込んで、写真のようなカエルポーズをとります。これを2秒キープして、ゆっくりと息を吐きながら、ダラ〜ンとした体勢に戻します。これを1セット3回として、朝昼晩に3セット行ってください。

×

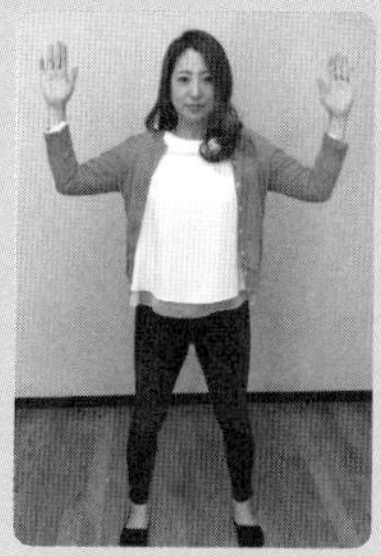

写真のように肩が上がらないように注意しましょう（肩が上がると肩こりになります）。

猫背の人も正しい姿勢で行ってください！

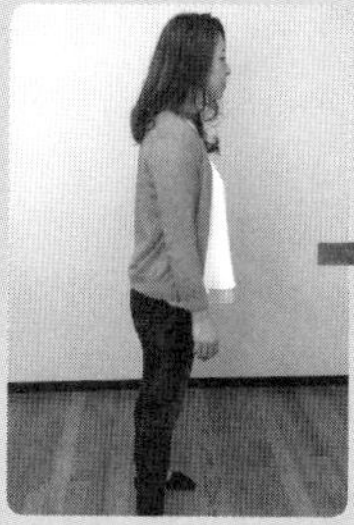

猫背の状態

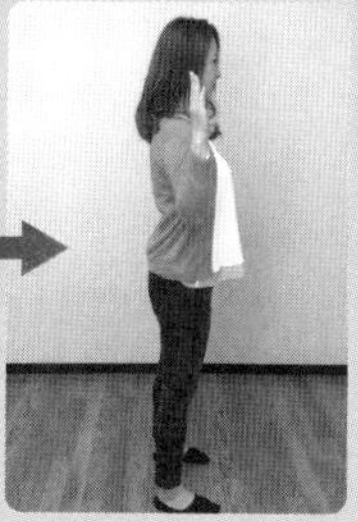

正しい姿勢

◎めまいになりそうなときはカエル体操です　岩槻さん（50代会社員）

私は3年前に、メニエール病と診断されました。どこに行っても治らなくて、うつ病を疑われたときは、怒っちゃいました。

そんな状態の中で、冷や汗をかきながら日比先生のところに行き、日だまりショット受けて、メニエール病もふらつきも治っちゃいました。

今は、教えてもらったカエル体操を自分でアレンジしてやっています。パソコン仕事が多いので、途中でやると気持ち良くてハードワークしてもめまいが出ないです。

3つの方法で頭痛から解放されてほしい

ということで、自分でできるセルフ治療法を紹介してきました。まとめると、以下のようになります。

①水晶こすり法は、頚椎2番をダイレクトに自分で治療する方法
②日だまりショット簡易版は、後頭部を誰かに治療してもらう方法
③カエル体操は、猫背を治して普段から頭痛を予防する方法

いかがだったでしょうか？

頭痛治療「日だまりショット」は、とても優しいタッチで頭痛の原因にダイレクトにアプローチする技です。頭痛持ちのあなただからこそ、「ここだ！」という感覚がわかると思います。

本書の冒頭で申し上げた通り、「蛇口が閉まっていて苦しい！」という叫びを解放させてあげる技です。

前記の3つの方法は、いずれも蛇口である頚椎2番・首への圧迫の解放を目的として行う治療法です。これらの方法によって、あなたの頭痛が根本的に治ることを心より願っています。

第3章

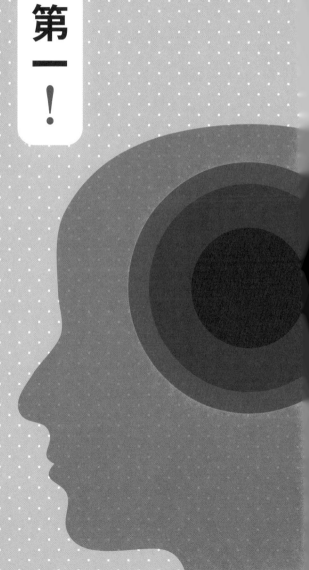

予防が第一！

自分で心のケアをすれば頭痛は止められる

自分で頭痛を予防できる心のケア法

前章では、体に対するアプローチを3つ紹介しました。

頭痛の人の特徴として、首の上部が詰まっている感じの人が多く、常に頭を取り外したい気持ちでいます。ガバッと頭を取り外して、中身を洗って首にはめ直したいと思っています。

しかし、実際に頭を外すことはできないので、前章にあるやり方で、頭と首のスキマをつくっていくのです。そうすることで、頭に行く血流が良くなって頭痛が取れていきます。そして頭痛が取れると同時に、気分も良くなってくるのを感じることができるようになります。

そうです。頭痛は、心の状態をとても反映している症状ですよね。「ピアノの発表会があって緊張している」とか、「部署が変わって、怖い上司のもとで働くことになった」とか、「家を建てていて、設計がイメージと違ってうまくいってない」とかによって、ソワソワしたり、緊張したりという心の状態が続くと、ズドンと頭痛になったりします。

この章では、頭痛の予防として、自分でできる心のケア法を紹介していきましょう。神経をよく使う仕事の人が、人混みに行くと不安になって頭痛になることがあるように、精神的な面から頭痛になる人のために、私が患者さんに教えているとっておきの心の治療法です。

これは、結果を求めるキチキチした社会で生きる現代人は、みんなやったほうがいいでしょう！

心ってとても不思議なもので、朝起きたときはとても調子が良くても、イヤなことがあると急に落ち込んだり、自信をなくしたりと、とても頼りないものです。心コロコロと言いますが、よく変わります。

このつかみどころのない心をコントロールして、毎日を頭痛が来ないようにする、いわば「心の処方箋」をこれから伝授していきます。

1 自律神経をコントロールできる「日だまり呼吸法」

まず1番目に紹介したいのが、呼吸法です。

読者の皆さんの中にヨガをやっている人はいらっしゃいますか？　ヨガや太極拳、ピラティス、瞑想法など、呼吸に注目した自律神経調整法は、呼吸を深くすることで、心の安定を導き出すセラピーです。

お釈迦様も木の根っこの前で座り続けました。そして、「禅」というものが生まれました。現代では「マインドフルネス」と呼ばれて、西洋から日本に「禅」が逆輸入で入ってきています。

これらは心身一如と言って、心と体は一体となってつながっているという考えを基本に、呼吸を深くすることで心（気分）を調整します。単純に言うと、ゆったり呼吸すると、心もゆったりしてくるというものです。

頭痛を治すために重要なポイントですが、心と体をつなぐ架け橋こそ自律神経です。そして、自律神経をコントロールするために、呼吸はとても便利なものなのです。

あなたは、今呼吸をしていますか？　はい！　大丈夫ですね。そうです、呼吸は無意識でしているのです。あなたが生きている限り、息をしています。あなたが寝ているときも、怒っているときも、泣いているときも、旅行先でゲラゲラ笑っているときも、常に無意識で呼吸をしています。

頭痛患者さんの呼吸はとても浅いことが多いです。酸素量が少ないのに加えて、お腹じゃなくて肩で息をしています。なぜなら、背中の筋肉がパンパンに張っているために、呼吸の仕方が金魚のように口パクになってしまうからです。これでは、心はいつも不安定な状態になってしまいます。

頭痛が起こることに不安がある人は、深い呼吸をマスターして、心を安定させる時間をつくりましょう。パソコンや仕事で、血液が脳みそばかりに行っている人が多いので、深い呼吸をして、お腹の丹田（おへそのあたり）に気が集まるようにしましょう。やり方は、次ページの通りです。

日だまり呼吸法

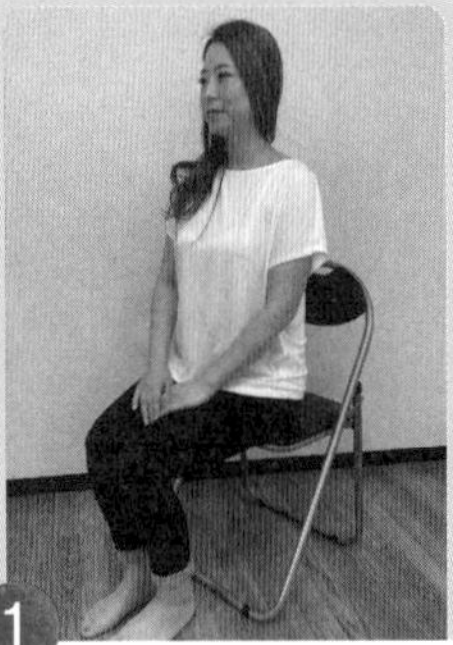

1

イスに浅く腰かけます。

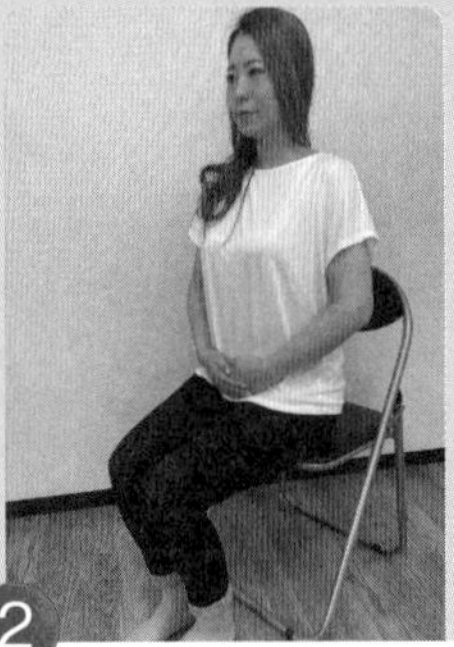

2

丹田（おへその下）に両手を置いて、息をいっぱい吸って、いっぱい吐き出します（体中の空気を全部出すつもりで息を吐き出しましょう）。これを3回やってください。

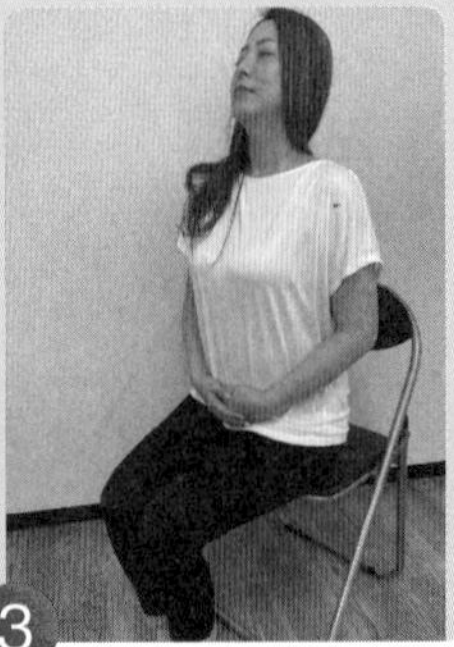

3

ここからが呼吸法です。目を閉じて、鼻からすっと息を吸います。お腹の下のほう（丹田）に空気がたまるのを感じてください。

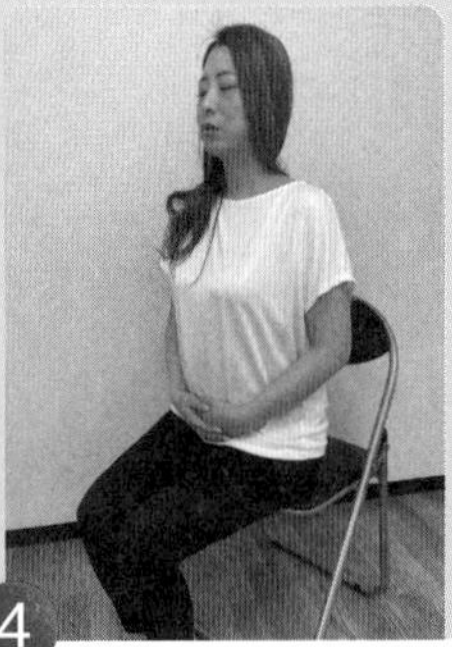

4

そして、口からゆっくり息を吐き出します（5秒くらいで吐いてください）。これを1日10分行いましょう。

この「ひだまり呼吸法」を1日10分行うことで、呼吸が深くなって心が安定してきます（スマホの時計アプリ使うと便利です）。

呼吸が深い人は、会っていても落ち着いた感じを受けます。ぜひ、呼吸の深い人になってください。きっと優しい人間関係ができ上がってくることでしょう。

日だまり呼吸法は、いつでもどこでもできます。朝起きてすぐ、仕事場の休憩中、自宅で勉強に疲れたときなどに行うと、とても効果的です。また、自然の中で目を閉じて呼吸してみるのもいいですよ。

私は最近、禅を始めました。まだ悟りまで至れませんが、とてもいい感じです。何しろ空気は無料です。地球の空気をぜ〜〜んぶ吸っちゃうつもりで行うと、めちゃくちゃ気持ちいい状態になれます。心も体も呼吸でつながっています。う〜む、最高！

◎日だまり呼吸法で気持ちが落ち着けます　清水さん（50代主婦）

私は日だまりショットで頭痛が良くなってきたときに、先生から呼吸が浅くなっていると指摘されて、呼吸法を教えてもらいました。

睡眠時無呼吸症候群の疑いもあって、眠りが浅かったのですが、この呼吸法を始めたら、途中で起きることもなくなり、目覚めが良くなりました。ヨガで習った腹式呼吸はやっていたのですが、呼吸がこんなに大事なんて知らなかったです。

美容院のカラーの待ち時間や電車を待っているときなど、空き時間に日だまり呼吸をやると、気持ちまで落ち着いてきていいです。誰にもわからずに楽になるので、疲れたときにとても便利です。今度は、森林の中で試してみようと思います。

そう言えば、人混みに行ったときの頭痛が最近ないです。これも呼吸法のおかげだと思っています。

2

気持ちのいい言葉で心を楽にする「いいことノート」

あなたは、日頃からどんな言葉を使っているでしょうか？　心の状態を良くするためには、言葉の使い方がとても重要です。

日本語には、「ありがとう」「すみません」「素晴らしい」など、いろんな表現方法があり、悩みを解決する上でも、言葉の選び方で気分や心の状態が変わります。ぜひ、素敵でおしゃれな服を選ぶように、気持ちのいい言葉を使いましょう。

では、人に言われて気持ちのいい言葉って、どんな言葉でしょう？

例えば、友人からプレゼントをもらったときに、「ありがとう！　嬉しいです！」と言われるのと、「え！　私にくれるの！　すみません」と言われるのと、どっちが気持ちいいですか？

断然「ありがとう！」が気持ちいいですよね。同じように、自分の中でも気持ちいい言葉を使うといいですよ。

日本人の文化は恥の文化なので、反省や自戒が得意なのです。「まだまだダメですよ」とか、「すみません。私全然できていなくて」という謙虚な言葉が多いです。

会議の報告などでも反省の言葉はいろいろあっても、今月良かったことを自分で評価している場合は少ないです。そうすると、ずっと自分を痛めつけて、いつの間にか、心は傷だらけになっているかもしれません。

仕事も家事も子育ても頑張っているのに、「よくやってるじゃん！　私！」っていう評価がないと、自律神経は緊張状態で何かに追われている感じになってしまいます。

そこで、そんなあなたに処方箋です。新しいノートを買ってきましょう。そして、そのノートに今日あったいいことを書きましょう。

例えば、「今日は、子どもを連れて中央公園に行ったら、桜が咲きはじめていた。やった〜」とか、「今日は、ご飯を旦那さんに美味しいね！と言ってもらえた！　やったー！」とか、「旅行の写真見たら、私の顔がカフェの店員より可愛く見えた！　やった〜！」とか、「子どもの寝顔が幸せそうだった。やった〜！」とか、〝いいこと〟が1日のうちにはいっぱいあるので、それをたくさん書くようにしましょう。

こうして、いい言葉を使うクセをつけるのです。

いいことばっかりをノートに書くと、心の状態が青空のように明るくなります。「やっぱり私は、ダメだな〜」とか、「いいことなんて何にもない」とか言い続けていると、心が暗い状態になってしまいます。

いいことノートをつくることで、それまで損な人生だと思っていたのが、とてもあ

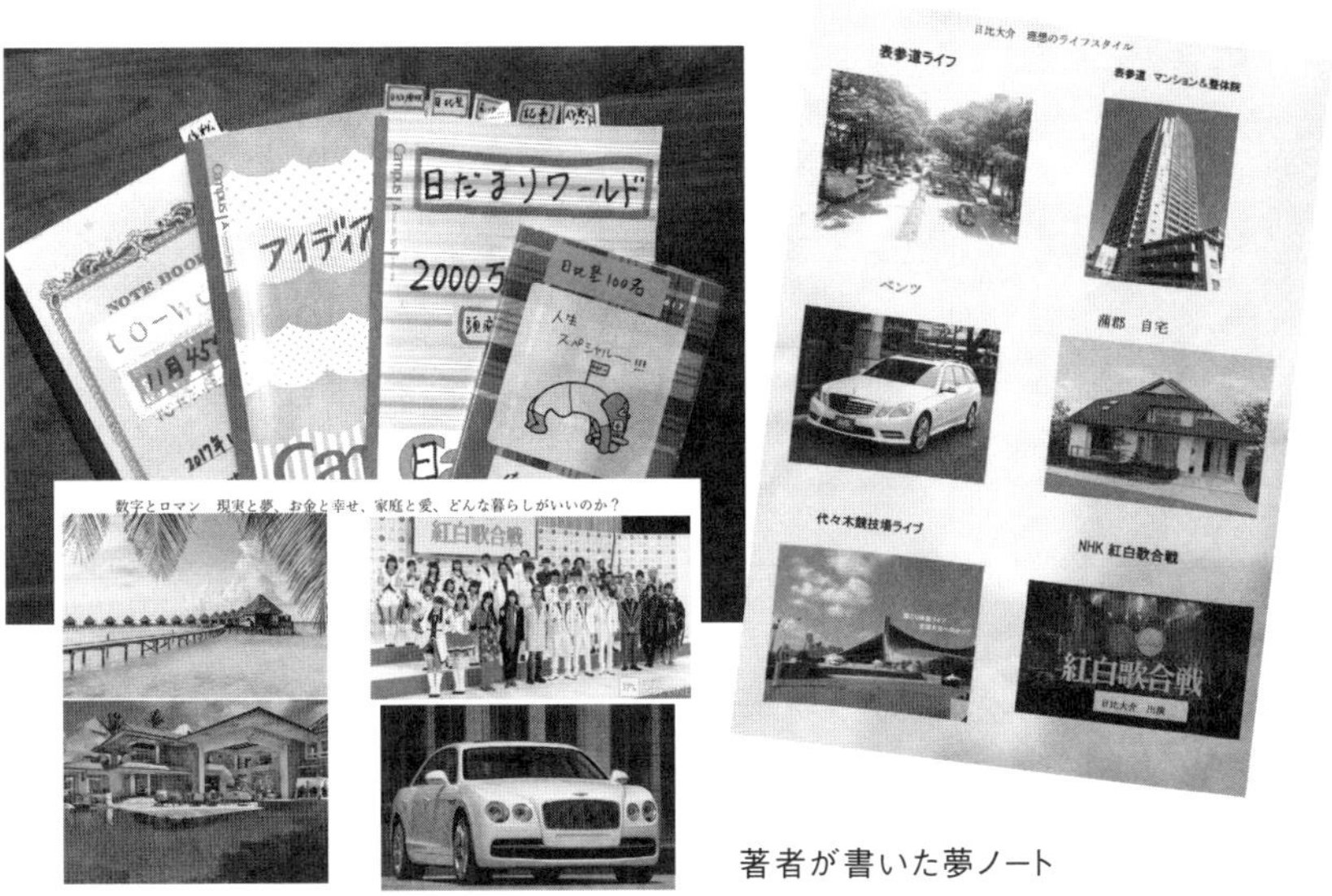

著者が書いた夢ノート

りがたい人生に変わります。心が楽になってきますよ。

寝る前に「今日も疲れたな～、こんな人生くだらね～な～」と言って寝るのと、「今日も1日お疲れさまでした。明日もよろしくね！」と言って寝るのでは、気分が全然違います。

そして、言葉の力は、夢まで叶えます。思考は現実化するのです。「頭痛が治ったら、息子をディズニーランドに連れて行くぞ～」とか、「頭痛がどんどん良くなる気がする」とか話していると、そのようになっていくものです。

何しろ全身にある細胞60兆個があなたの言葉を聞いているわけです。内臓に毎日「バカヤロー」って言い続けたほうが内臓は嬉しいでしょうか？「今日もよく頑張ってくれたね。ありがとう」と励まされたほうが嬉しいのではないでしょうか。

そうです。内臓も細胞も人間と同じで、「ありがとう」と褒められて励まされたほうがよく働きます。「もうダメだ〜」って言い続けているとしたら、それは体がかわいそうです。

ぜひ、細胞全体を仲間だと思って生きてください。あなたの応援者ばかりですから！ ちなみに何をするにも「楽しい！」と呟くといいですよ！

◎いいことノートで毎日の気分が変わりました　山本さん（50代主婦）

私は言葉使いが悪いほうだったと思います。気楽にいこうとか前向きにいこうと思って、斎藤一人さんなどの自己啓発書を読み漁っていました。何とか沈み込みから脱出しようと、「ありがとう」とかをわざと多く使って、運気を好転させようとしていました。

でも、だんだんその演技自体がしんどくなってきて、逆にグチが多くなっていたように思います。口癖って怖いです。気づくと「全然ダメ」ばっかり言っていました。いいことノートをつくるようになって、「結構いい人生だな〜！」「私って恵まれてるな〜！」って自然に感謝できるようになって、毎日の気分が違ってきました。ニュースとか見て、ずっと暗いことばかり考えがちでしたが、言葉の使い方で心の状態まで変わってきちゃうもんなんですね。

最近は、旦那さんにも優しい言葉をかけられていて、そんな自分が好きです。

3 緊張状態を心地良くリラックスさせる「睡眠法」

健康の4大原則に、「食事」「運動」「睡眠」「思考」があります。

食事は、腹八分目に栄養のバランスを考えてとることが大事です。食べすぎ、飲みすぎは、内臓を疲れさせて自律神経が乱れるのと、血液が汚れるので、少しお腹が減った状態を味わえるようになるといいです。

運動は、筋肉を動かすことで、血流が良くなって代謝も良くなるので、適度な運動は頭痛のためにもとてもいいです。お風呂上がりにストレッチをするのもいいですね。

そして思考は、前項でもお話した言葉の使い方です。いい言葉は、爽やかで明るい人柄をつくります。気分が良くなります。

最後に重要なのが、生活習慣です。昼夜逆転している仕事の人や寝てない人などは、自律神経が乱れまくっているので、頭痛になって当然の状況だと思います。

理想は、昔の人のようにお日様とともに目覚めて、お日様が沈んで暗くなるのに合わせて寝るのがいいです。現代の生活ではそこまでできないと思いますが、それでもできるだけ早寝早起きを推奨します。睡眠の質がいいと体の疲れが芯まで取れます。日中の仕事の緊張状態から眠りのリラックス状態にする工夫をしましょう。

そのためには、早く寝ることです。早く起きるには、早く寝る！　それができない人は、夜の自分の時間が欲しいから、布団の中でいつまでもYouTubeを見ていたりするわけです。これでは当然、朝早くは起きられないです。

疲れが取れないままの緊張状態の体は、頭痛を引き起こします。寝不足は、イライラを引き起こし、自律神経を狂わせます。早く寝ましょう。早く寝るためには、お風呂に入ってあったまったら、勇気を持ってすぐに布団に入ることです。そして、穏やかな明かりにしたり、お気に入りのハーブを香らせるのもいいでしょう。

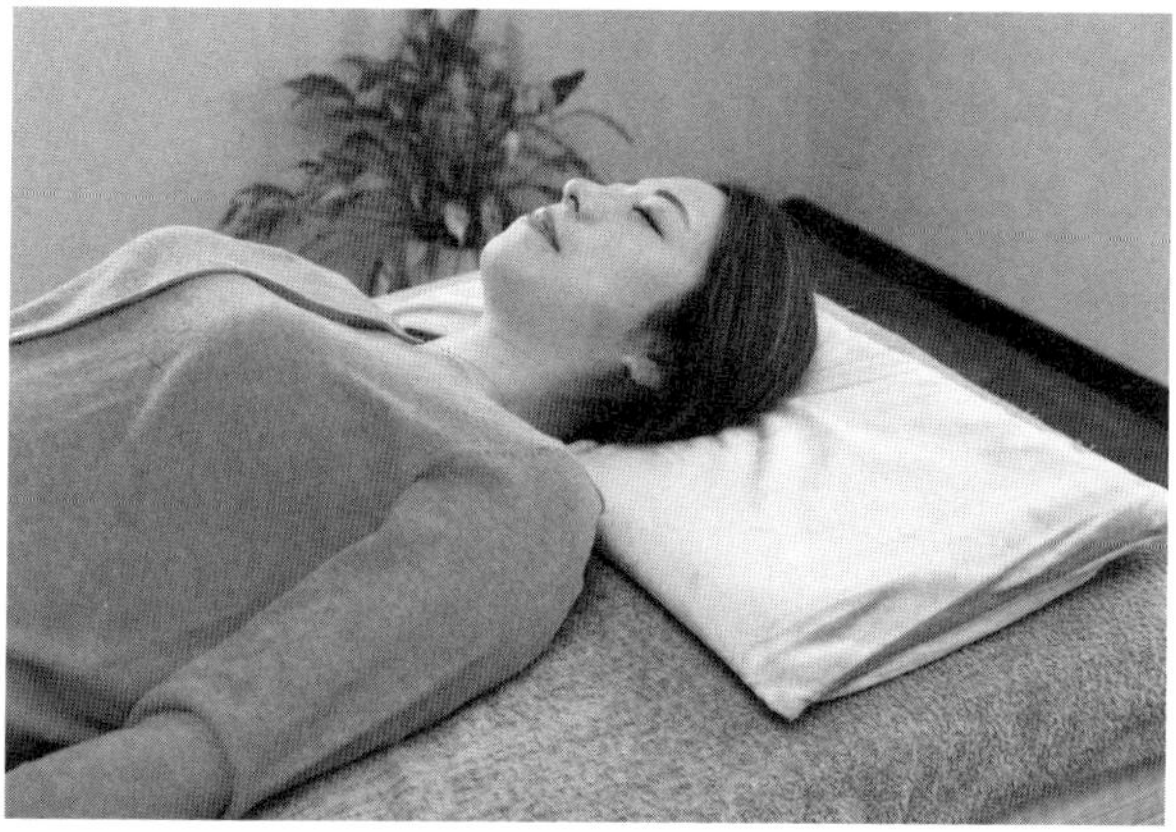
著者が開発した「日だまり枕」

また、日比塾（頭痛セラピー協会）では、ストレートネック用の枕「日だまり枕」も開発しています（写真）。詳しくはホームページなどで確認してください。

頭痛患者さんにとても好評で、「夜中に起きなくなった！」「朝の頭痛がなくなった！」など、たくさんの喜びの声が集まっています。

世の中、こんなに枕で悩んでいる人が多いのかと驚かされます（枕難民と言います）。ストレートネックの人が低反発系の枕や高さのある枕を使うと、頭痛が改善しにくいです。これでは頭部に血流が行きにくくなるので、専用の枕を使うことを強くすすめます。高さを4センチほどの平面にすることが重要です。バスタオルで高さを調整してやってみましょう。

◎日だまり枕で寝るのが楽しくなりました　鈴木さん（20代学生）

私は、頭痛と不眠で朝夜が逆転していました。ついつい夜更かししてしまうので、次の日の朝から調子が悪かったです。

睡眠が変わると、はっきり言って元気になれます！　また、それこそ私は枕難民でしたので、先生のところで紹介された日だまり枕を使っています。

ストレートネックで頭痛だったので、こうして枕を低くして寝てみたら、朝がすっきり起きられるようになりました。嘘だと思ったら、やってみてください。

早寝早起きと日だまり枕で、睡眠の質がだいぶ上がりました。途中で起きなくなっただけでなく、変な夢も見なくなりました。たぶん前は、枕も合わずに寝返りばっかり打って苦しんでいたのだと思います。

今は、毎日床に入るのが楽しみで、ハーブ香をセットして、薄明かりで詩を1つ読んで早めに寝ています。首と枕の関係もめちゃくちゃ大事だと知りました。


ということで、ここまで「呼吸法」「思考法」「生活習慣」と、頭痛の人に対する心のケア法を3つ紹介させていただきました。

いっぺんに全部始めるのは大変ですし、自律神経が「やらなきゃ！」とか「あ〜、やれてない！　やっぱり私はダメだ〜」ってなっちゃうといけないので、まずはどれでもいいので、やってみたい心のケア法を1つ、あなたの生活に取り入れてもらえたらいいと思います。

頭痛の人は、ちょっとした出来事に対する反応で一気に頭痛になってしまいます。なので、これらはその反応力を普通の人レベルに下げるプチトレーニングです。楽しみながら呼吸して、楽しみながらノートに書いて、楽しいことを思い浮かべて寝てください。毎日が、ゆったり過ごせることを心より願っています。

4 心と体の両面から頭痛を治す特殊技「変顔手当法」

これは、激アツです。YouTubeでも「自律神経失調症に効く」で調べると、約20万回再生で出てきます。目の疲れから来る頭痛、ストレスから来る頭痛、自律神経や食いしばり、集中のしすぎで頭痛になる人に、とても効果を発揮します。

やり方は、次に書いてあるようにものすごく簡単なので、頭痛の人は絶対やってみてください（注意：変顔が恥ずかしい人は、1人でやってくださいね）。

①両手を10回こすり合わせます。

②こすってあったかくなった手のひらを次ページの写真のように、まるでおしぼりを目に当てているように、ティッシュペーパーが顔に乗っているくらいのタッチでそっと置きます。そして、変顔をしてください。

毎日生活していると、顔もつくり笑いなどをして頬の筋肉が硬直していることが多いです。一旦、あごの力を抜いて、表情をつくっている頬の筋肉の力を抜きましょう！　ドサっと頬の筋肉が落ちて変顔になります。よだれが落ちるくらい顔の力を抜いてポケ～ッとしてください。

③待つこと1分です。じわーっと手のあったかさが、目の奥までしみてきます。

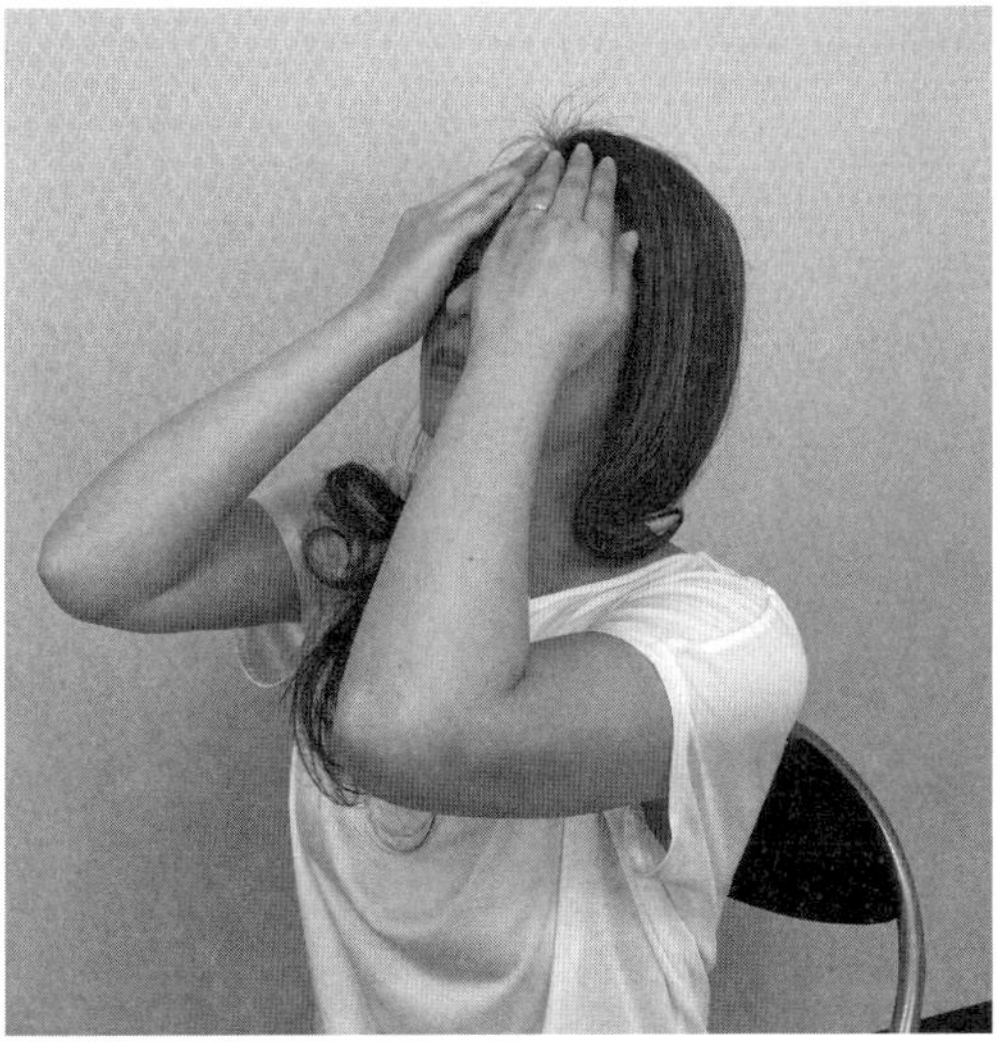
変顔手当法

以上です。1分経ったら、手を離してまわりを見渡してください。すごいでしょう！　とっても頭が軽くなって、目がスッキリしていることに驚くと思います。

これは、ゲームをやりすぎの人、パソコン仕事の人には、絶対にオススメです。頭痛の人は、真面目でいい人が多いので、表情がいつも硬いです。ぜひ、この変顔手当法で、素顔の自分を取り戻してください。頭痛が楽になっていくはずです。

◎変顔手当法で力が抜けて楽になりました　藤田さん（40代会社員）

「変顔手当法」なんて、最初はアホらしいと思っていましたが、先生に教わってやってみました。そして、こんなにいつも表情をつくっているのか！とびっくりしました。

頬の筋肉が緩むと、体全体まで力が抜けて楽になりますよ。よく同僚に「力、入ってるよ！」と言われる私ですが、今は変顔をして脱力できるようになってきました。

外回りの営業なので、合間のコンビニの駐車場とか、仕事の帰り道やお風呂などでやっていますが、何も考えないようにするためにもいいですよ。人前でやるとヤバい人って思われるので、1人でやりましょう（笑）。

顔の力が抜けると全身の力が抜けます。不思議です。

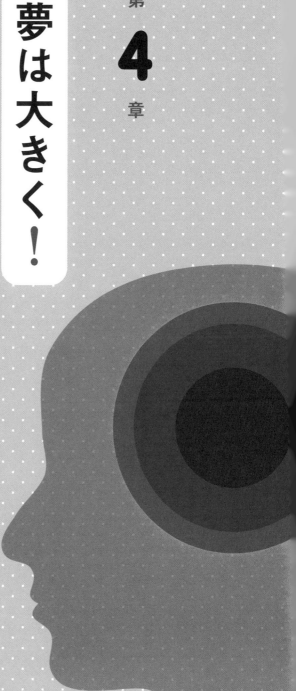

第4章

夢は大きく！
頭痛治療家を育てて全国の患者さんを救う

全国の頭痛患者さんを救うための「日比塾」

この章は、頭痛治療家を目指す人向けの内容なので、興味ある人は読み進めていってください。

現在、いろんな経歴の方が全国3000万人の頭痛患者さんを救うために活動しています。ひどい頭痛患者だった方が人生を救われて、頭痛治療家の道に入るということも多いです。ここで、どんな活動をしているかをご紹介します。

今、全国で100名以上の頭痛治療家が活躍しています。

本書で説明した通り、私は2015年に頭痛治療家を育てる「日比塾（頭痛セラピー協会）」を創設しました。頭痛治療家の多くは、ここで頭痛を手で治す「日だまりショット」を習得して、頭痛患者さんを救う道に進んでいます。

2015年は、愛知県蒲郡市で頭痛専門の整体院を始めて10年目でした。予約表が頭痛患者さんでいっぱいになり、毎月延べ250名以上を治療していました。そんなときに、「これは私の手だけでは3000万人は救えないな～」と思い、日比塾をつくりました。

第1号の弟子は、日だまり整体院の患者さんでした。彼女の頭痛が日だまりショットで治り、「私も教えてください」という彼女の一言で始まりました。今では、卒業生・現役生を合わせて150名を超える団体になりました。

この道を志す人の特徴は、圧倒的に素人の方が多いということです。主婦やサラリーマン、看護師や介護士などの異業種から頭痛治療家になっている人がたくさんいます。そして皆さん、とてもあったかい人たちばかりで笑顔がいいんです。人を救うために頭痛治療家になったのに、実は自分が救われる仕事なんですね。

私は毎月、塾生からたくさんの頭痛の人を救った症例報告を受けています。〝私の手ではない手〟によって、北海道から沖縄まで頭痛の人が笑顔になる報告を受けていてとても嬉しいです。

では、ここで頭痛治療家になった方の感動的な手記を紹介しますね。

頭痛患者の私が頭痛治療家になった道のり

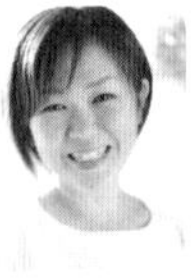

小池麻紀

◎ひどい偏頭痛で家族に何もしてあげられない状態に

私は、小学生の頃は怪我が絶えないほど元気いっぱいのサッカー少女でした。それが高校生の頃から頭痛が出て、いつも「あ～、頭が痛い」が口ぐせのようになっていました。でも、性格の明るさからか、私がひどい頭痛持ちだとは周囲はわからなかったと思います。

あるテストの日、気持ちが悪くなり、急に目の前が真っ暗になって意識を失ってしまいました。気がつくと保健室のベッドの上でした。病院での検査の結果、自律神経失調症と言われました。

それからは、頭痛が起こる頻度が多くなり、学校も休みがちになっていました。一度頭痛が襲ってくると、痛みが治まるまで寝込むしかありませんでした。保健室の先生にも、病院の先生にも、生活習慣を変えることや、すぐには治らないことを言われ、あきらめて痛みに耐えるしかありませんでした。

それから社会人になり、結婚してからも定期的に、台風のときや頑張りすぎたときにひどい頭痛がやってきていたのですが、3人の子育てと金銭的にも家族を支えないといけない状況から、頑張って昼も夜も働いていました。

あるとき、仕事中に急に目の前がピカピカとして前が見えなくなってしまいました。その後、ひどい吐き気で病院に運ばれました。

そのときに「偏頭痛ですね」と診断を受けました。目の前が見えなくなるのは「閃《せん》輝暗点《きあんてん》」という偏頭痛の前兆なのですが、その後は頻繁に、この閃輝暗点→頭痛・吐き続けるという偏頭痛が起こるようになりました。どんな薬を飲んでも効かず、病院で点滴や注射をしてもらって、数日は暗い部屋で寝込んで痛みや苦しみに耐えることしかできない状態が繰り返し続きました。

今思うと、この偏頭痛が私を救ってくれることになるのですが、このときは子どもにも旦那さんにも迷惑をかけ、何もしてあげられない罪悪感から、私は生きている意味があるのだろうかと心も苦しくなって泣いてばかりいました。

そんなときでも家族は連携プレーで、カーテンを閉めて部屋を暗くしてくれる人、布団を敷いてくれる人、頭を冷やすタオルを持ってきてくれる人と一生懸命支えてくれました。

◎「日だまりショット」で希望の光が見えてきた

ある夏の日、太鼓の音が頭に響いて割れてしまいそうな頭痛に襲われ、「もう耐えられない。どうにかしたい」とスマホを片手に頭痛を治す方法を探しました。「偏頭痛　名医」「東京　頭痛　病院」「偏頭痛よく効く　薬」などなど、頭痛を治したい一心でネット検索をしていました。

しかし、頭が痛すぎてスマホを見ているのもやっとでした。そんなとき、「頭痛を手で治す方法があります」という言葉と優しい先生の笑顔が目に留まりました。神奈川県にある整体院のホームページでした。

女性の先生で「日だまりショット」という手で治す治療法をやっていると書いてあ

り、人柄も優しそうで、先生自身も群発頭痛の患者さんだったということを知り、「ここなら私の悩みにまっすぐ向き合ってくれるかも！」と希望の光が差し込んだことを今でも鮮明に覚えています。

そこの先生は内田智子さんという若い方で、早速予約をしました。予約するときはドキドキでしたが、これまで何軒も病院に行っても、原因もわからないままに薬を出されるだけだったので、私は「一生頭痛に支配され続けるのはイヤだ！　どうにかしてほしい」という藁をもすがる思いで予約をしました。

当日は母の運転する車で近くまで送ってもらい、子どもたちは近くのスーパーで待っていてくれました。そこは小さなアパートの一室で、チャイムを押すときはとても勇気がいりましたが、扉の向こうには先生の明るく元気な笑顔と、爽やかな6畳一間の明るい空間が広がっていました。

問診を5分くらいして、すぐに治療に入りました。ほんの10分もない施術で首まわりを優しくタッチされる感じでした。「こんなになるまでよく耐えてきましたね」という先生の優しい声かけに涙が出そうでした。

実は10年以上前からめまいにも悩まされてきていたのですが、治療後は少しふわっとめまいがしたように感じたものの、すぐにそれは治まり、「あれ？　頭が軽い！」「こんな感覚初めて！」と衝撃を受けました。

内田先生の患者さんの中でも、私はかなり重症とのお話で、やっぱり私の頭痛はひどいんだと認めざるをえませんでした。頭痛がないというより、何だか嬉しさや元気、やる気がみなぎってきた感覚です。この先生となら頭痛が治せるかもしれないという根拠のない自信が体中を駆けめぐっていました。

待っていてくれた母や子どもたちは、帰ってきたときの私の顔が1時間前とはまるで違っていたことに驚き、「ママ、元気になったね！　すごいね」とみんな喜んでくれました。

そして、内田先生の3回目の治療後からは、まったく頭痛が来なくなりました。本当にびっくりです。今までだったら、やっとの思いでこなしていた家事もスイスイとできるようになって、私より家族のほうが驚いていました。

◎家族の頭痛を治したい一心で日比塾へ

実は私の母も、3人の娘たちも頭痛で苦しんでいました。みんなも元気にしてあげたい。そんな気持ちを内田先生に話したら、「お母さんの手はすごいパワーがあるよ」と言われて、「私も頭痛治療家になりたいです!」と勝手に口が動いていました。

そうしたら、「この『日だまりショット』を全国で教えているすごい師匠がいるので、その先生を紹介しますね」と言われ、頭痛治療家を育てる日比塾の門を叩くことになったのです。

家族に私の熱い想いを話し、頭痛持ちの3人の娘と旦那さんと一緒に愛知県蒲郡市に向かいました。

日比塾に入塾するためには、まず体験会で日だまりショットを受けることが通常ルートと聞いていましたが、「1日も早く学びたい!」と次回の体験会まで待っていられず、日比先生に直接ご連絡させていただき、お時間をつくっていただけることになったのです。

結果として、日だまりショットを開発した日比先生の日だまり整体院に直接、それも家族総出で押しかけてしまうことになってしまいました。日比先生、あのときはご迷惑をおかけしてすみません！

今でもはっきりと覚えています。午前11時前に日だまり整体院に着き、扉を開けると、先生は治療をしていました。待合室にいる頭痛の学生を持つお母さんが話しかけてくれました。

「頭痛がひどいの？　うちの子は頭痛が良くなっているから、日だまりショットで治るから大丈夫だよ」

その方の優しさに感動しました。

「私は治ったので、今度は私が子どもを治したくて東京から来ました」

そう言うと「それはすごいね！　頑張ってね」と、会ったばかりなのに頭痛の苦しみを共感する話ができてとても嬉しかったです。

数分経つと、いよいよ日比先生が登場しました。ホームページやYouTubeでも見ていましたが、実際にお会いすると、すごいエネルギーでした。そして、爽やかで私たち家族をスパーッと包む優しい瞳で迎えてくれました。

日比先生は「小池さんですね。内田先生からお話聞いていています」と話してくれました。主人と3人の娘も一瞬で「この先生なら大丈夫」と確信したようです。すぐに次の患者さんが来られたので、私たちはあいさつも早々に帰ることにしました。

「よし、日比塾に入ることに決めた！」

私の運命が大きく動く瞬間でした。

◎「日だまりショット」のすごい効果から開業を目指す

それからは、日比塾に入塾し、頭痛治療家の道を目指しました。今から2年前のことです。

入塾してすぐに技術を練習しました。塾や教則ビデオを見て学んだ私の未熟な頭痛治療でしたが、なんと娘たちの頭痛がなくなったのです。それも3人ともです。

「やっぱり、日だまりショットはすごい！」ということになり、開業を急ぎました。月1回の塾の講義だけでなく、オプション講座の個人レッスンで日比先生からマンツーマン指導を受け、ガンガン練習を重ねました。私のようなひどい偏頭痛の人を救ってあげたい一心で、東京と蒲郡を何度も往復しました。

また日比塾は、治療技術を学ぶだけではないところがすごいです。日比先生が昔、整体院の集客に悩んだこともあり、頭痛患者さんを集めるマーケティング（集客）の技術も教えてくれるのです。ホームページのつくり方や紹介の増やし方などとともに、頭痛の人を救うためのマインド（心構え）も徹底的に教えてくれます。

やはり、頭痛患者さんは不安ですし、病院やいろんなところで治らずに半信半疑でいます。

そんな彼らをしっかり導いてあげるように、日比先生は太陽のような愛をもって頭痛の人に向き合うことを教えてくれます。

まさに日比塾は、心を磨く塾ですね！　塾生の皆さんも本当に心が優しい先生ばかりで、たくさんアドバイスをもらうことができました。頭痛を治せないとか壁にぶち当たると、先輩の先生がすぐに解決策を教えてくれます。チーム一丸となって３００万人の頭痛患者さんに向き合っていく感じです。

◎頭痛治療家という最高の仕事で幸せを実感

私が頭痛治療家になって一番嬉しいのは、頭痛の人を救っているのに、私自身が救われていることです。

頭痛の人を救うことで、「ありがとう」「先生に会えてよかった」「頭痛がないってこんなに幸せなの!?」と笑顔で自分の人生を歩んでいく患者さんを目の当たりにし、「こんなに生きている幸せを感じることができるんだ！」「頭痛で苦しんでいて何もできなかった私が、人の役に立っているんだ」と毎日感動しています。

私の治療院は「花うた整体院」と言います。頭痛が治って鼻歌が溢れてしまうように、笑顔の花がいっぱい咲くように願いを込めて名づけました。

頭痛の人は心の優しい方が多いです。先日も30歳の頭痛のお母さんがやってきました。その方は20年も頭痛があって、寝込むと旦那さんに迷惑をかけちゃうから我慢していて、「子どもと遊んであげられないなんて母親失格かな」とまで思い悩んでいました。

まさに「目の前に昔の私がいる！」と思いました。そんな彼女の頭痛が治っていったのです。彼女は、私の治療院に飾る七夕の短冊に「スーパー元気なお母ちゃんになる！」という夢を書いていきました。私は心から人が幸せになることが、こんなに嬉しいことなんだと力をもらいました。

他にも、学校の授業も集中できない子どもさんが、誰にも相談できない状態の中、やってきたことがあります。私は、我が子の頭痛を治すごとく向き合いました。その子はどんどん笑顔になっていって、勉強も遊びもとっても楽しいそうです。

日だまりショットというほんのちょっとのキッカケによって、人の未来を明るくしていくシーンを毎日体験でき、私は最高の仕事に就けて幸せです。本当にありがとうございます！

最後になりますが、私はずっと頭痛で悩んできた普通の主婦でしたが、ひどい偏頭痛だったおかげで、内田先生に出会い、日だまりショットに出合い、日比塾に出合えました。そして、今目の前にいる頭痛患者さんとのご縁も、私が頭痛だったことから始まりました。

日比先生が今回本を出版されるということを聞いて、私の体験ストーリーを書かせていただきました。読んでいただきありがとうございます。

頭痛患者さんへ。あなたの未来がほんの少しのキッカケで好転していくことを心から願っています。私がそうであったように、あなたにも奇跡が起こります。

いろんな人が頭痛治療家として活躍している

小池さんの体験ストーリーはいかがでしたか? 日だまりショットで頭痛が治った患者さんに、どうして頭痛治療家を目指す方が多いのかがちょっとはわかってもらえましたか?

日比塾には、頭痛患者さんだけでなく、いろんな経歴の方が学びに来られます。ここでは、すでに卒業して頭痛治療家として活躍している先生たちを5人紹介していこうと思います。

治療家

1 人生どん底の主婦が人生どん底の人々を救う

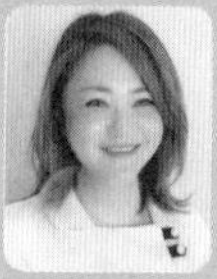

茨城県日立市
内田薫 先生

内田先生は、自身の人生がどん底で死の淵まで行った経験から「人を救いたい」、そして自分が自律神経をやられていたので、「自律神経を治せる技術のあるところに行こう！」と探していたところ、日比塾を発見し、即日申し込んだそうです。

現在は、県外からも子どもからおばあちゃんまで、病院に行っても治らなかった頭痛の人を救っています。内田先生は「この仕事は、人を救うことで自分が救われていくのがすごいところですね。いい仕事をいただきありがとうございます。頭痛治療家は、私の天職です」と言ってくれています。

治療家

2 奥さんの頭痛から脱サラして頭痛治療家になる

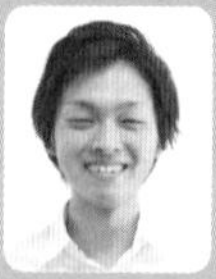

岐阜県美濃市
加藤伸治 先生

岐阜県の美濃市というとても山奥の田舎で開業している加藤先生は、元サラリーマンで、毎日パソコンに向き合って、プログラムを組んでいました。

ある日、妊娠中の奥さんが頭痛になり、ネットで頭痛の治し方を探していました。

そして、私の体験会に来たことから、脱サラして頭痛治療家になりました。

彼の治療院は、なぜか群発頭痛の患者さんが多く、ことごとく治っていっているそうです。群発頭痛というと目をえぐられるようなひどい頭痛なのですが、不思議と治っていくそうです。サラリーマンからこの道に入る人も増えてきました。

治療家

3

真心の手で患者に寄り添う天使になる

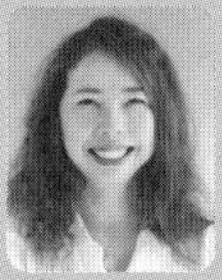

埼玉県入間市
蓮尾真由美 先生

埼玉県入間市という自然豊かな住宅地にカリスマ治療家がいます。彼女の名前を蓮尾真由美と言います。

不動産関係、アパレル関係などさまざまな職種を経て、頭痛治療家の道を目指した彼女は、苦しいトンネルをくぐり抜けて、見事大成功を収めました。

自宅の小さな一室に片道2時間半かけて、患者さんがやってきます。2時間半です。

患者さんの頭痛の苦しみをまるで天使のような心で受け止めている蓮尾先生は、まさにカリスマ治療家です。日だまりショットのことを深く理解し、患者さんに心から寄り添う天使ですね。

治療家

4 売れない整体師が「日だまりショット」で花開く

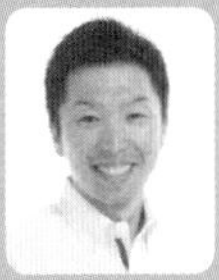

東京都品川区
片柳亮輔 先生

東京都品川区にも日だまりショットを心より愛して、日々頭痛患者さんの苦しみに向き合っている先生がいます。日比塾の中でも頭痛患者さんの経験人数の多い腕のいい先生です。

心優しいがゆえに売れない整体師だった片柳先生は、日だまりショットを習得し、多くの患者さんを救うことができています。

現在も毎日、薬を飲んで寝ている主婦の方や、頭痛で学校に行けない子どもを救う活動をしています。

治療家

5 お寺で心と頭痛の悩みを解決している

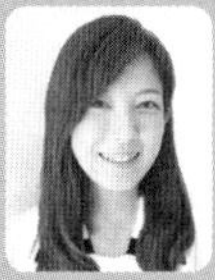

福岡県久留米市
檜枝真知子 先生

檜枝さんは、福岡の由緒正しいお寺さんの奥さんとして活躍されていて、檀家さんたちの人生の苦悩と毎日向き合い、幸せな笑顔を届けています。

頭痛治療家になったきっかけは、息子さんの頭痛でした。そして、「頭痛は人生相談だけでは救えない！　その人に寄り添う〝手〟が必要だ！」と、頭痛セラピー「日だまりショット」を習得しました。

今、彼女は和尚さんのお経が聞こえてくるステキな施術部屋で、今日も頭痛患者さんの苦悩に向き合っています。

治療家である前に「人」であることが大切

現在、全国で100名以上の塾生が、頭痛セラピー「日だまりショット」を学んでいます。その半分以上が、主婦やサラリーマンなどの手技療法を知らない素人の人ばかりです。共通しているのは、皆さん真心のあったかさです。

頭痛の人は、頭痛を治してくれるあったかい手のひらとあったかい心を求めています。どこに行っても「そんなの気持ちの問題だろ！」とか、「頭痛なんて薬飲んどけ」とか、面倒くさがられてわかってもらえない叫びを抱えて生きている頭痛患者さんを迎えるためには、明るく元気であったかい心を持った先生が必要です。日比塾では、しっかり面接して人柄を重視して学んでもらっています。

先生である前に「人」であり、患者である前に「人」であることを信条に、同じ人間同士が向き合って治療できる環境づくりを大切にしています。

頭痛が癒えていくストーリーは、頭痛を治すテクニックだけではなく、そういった患者さんとの信頼関係があってこそ成り立つのです。

患者さんが「治せるもんなら、治してみろよ」といった態度では治りませんし、先生側も「私のテクニックで治してやる！」という姿勢では治りません。そこに人間同士に通い合う目に見えない「信頼」があってこそなのです。

人間は、エネルギーの塊です。先生の気と患者さんの気がバチッと合って、体の奥底からの意欲が湧いてきます。それは、とても美しいドラマです。

そして、日比塾で起こるもう一つのドラマもとてもロマンチックです。それは、塾生がどんどん笑顔になって明るくなっていくことです。素直な表情に変わっていって、私にはそれがとても嬉しいのです。人生いろいろ苦労してきて、花を咲かせるステージがここにあります。

世の中を日だまりワールドにする

私は、吉田松陰先生を尊敬しています。先生は明治維新の立役者であり、山口県の萩市という本州の西端で日本を動かす若者を育てました。東京ではなく、ど田舎から高杉晋作や伊藤博文などのスーパースターを育て上げました。

「あなたの志は何ですか？」が松陰先生の口癖です。音楽の夢に破れて整体師になった私は、ずっと「何か違う」と思ってきました。そして前述のように、いよいよ「頭痛治療」の旗を掲げることになったのです。

2018年に、六本木ヒルズで日だまりショットの150名規模のセミナーを開催しました。その夜、ホテルのラウンジで1人夜景を見つめていました。

私は、自問自答しました。「この仕事、本当に広めていいのか」「もしかして、これって俺の天職じゃないか」と背骨にビーッと電流が走りました。神様に「私しかできない仕事をください」とずっと祈っていたのですが、まさか頭痛治療を広めることが私の天職になるとは思いませんでした。

さらに、「やばいことになるよ！　この治療が世の中に広まったら大変なことになる」と頭をめぐりました。私には想像できるのです。ワクワクして想像が止まりませんでした。

新宿のホテルの窓から夜景が見えます。ポツリポツリと明かりが灯っています。街を見下ろしながらこう想像しました。

「この家一つ一つには家庭がある。あったかいだろうか？　もし、この家に1人の頭痛患者さんがいたらどうなる？　お母さんが頭痛だったら、明かりが消えたような家になるだろう。しかし、日だまりショットで、お母さんの頭痛を治したら、子どもの頭痛を治したら、頭痛で会社に行けないお父さんを治してあげられたら、家庭に明かりがついて、日本中があったかい日だまりの世界になるな～」

私はホテルの部屋に帰り、新宿御苑を見下ろしながら、「はじめに」でも紹介した日比塾の志・スローガンをつくりました。

太陽のような愛を持って
頭痛の人を救っていこう
町に光を灯していこう
その一つ一つの光が合わさったとき
世界は日だまりの家族になる

今、日比塾は頭痛治療家を育てるだけでなく、世の中をあったかくおもしろいものにしようと動いています。

まずは、症例大会というものがあります。2021年は子ども頭痛講座を開催します。最近では、全国各地で子どもが頭痛で学校に行けなくて悩んでいます。日本の未来を考えたとき、まず子どもを救おう！　そうすれば、家庭が明るくなる！　親たちも元気になる！　そして、たくさんのエネルギーがこの国に生まれると信じています。

またボランティアで、「肩こり体操ライブ」という活動もしています。これは、音楽と一緒に肩こりを治す楽しい体操を伝えるために保育園や児童館を回るもので、子どもたちや親たちの交流を盛り上げています。

最近は、姿勢が悪い人もだいぶ増えてきました。そこで、頭痛で悩む人のコミュニティをつくって希望の世界を実現していきたいと考えています。

私たちは、勢いのある国、背筋がピシッとなった社会を目指して、今日も動きます。

頚椎2番を緩めて、元気な日本にしよう！

頭痛が治った「1000の声」を広める

街は、頭痛の人で溢れています。4人に1人は、何らかの頭痛を抱えていると言われています。偏頭痛患者さんは、840万人もいます。とにかく、薬だけでは治らない頭痛の人がいっぱいいるのです。

私は街を歩くたびに、「あの重だるそうな表情の裏側には、頭痛やうつ病などを抱えていて、思いっきり生きられないでいるんだろうな〜」と想像しています。胸が苦しくなります。これだけ物や技術がいっぱいの世の中で、瞳の輝きを失ってしまっている元気のない人の姿を見るたびに、もっと広めなきゃと思います。

今、日比塾（頭痛セラピー協会）では、「１０００の声」という企画をやっています。写真にあるように日だまりショットで治った１０００人の声を集めて本にしようという企画です。まだ苦しんでいる頭痛の人に、１０００の声を届けたいです。

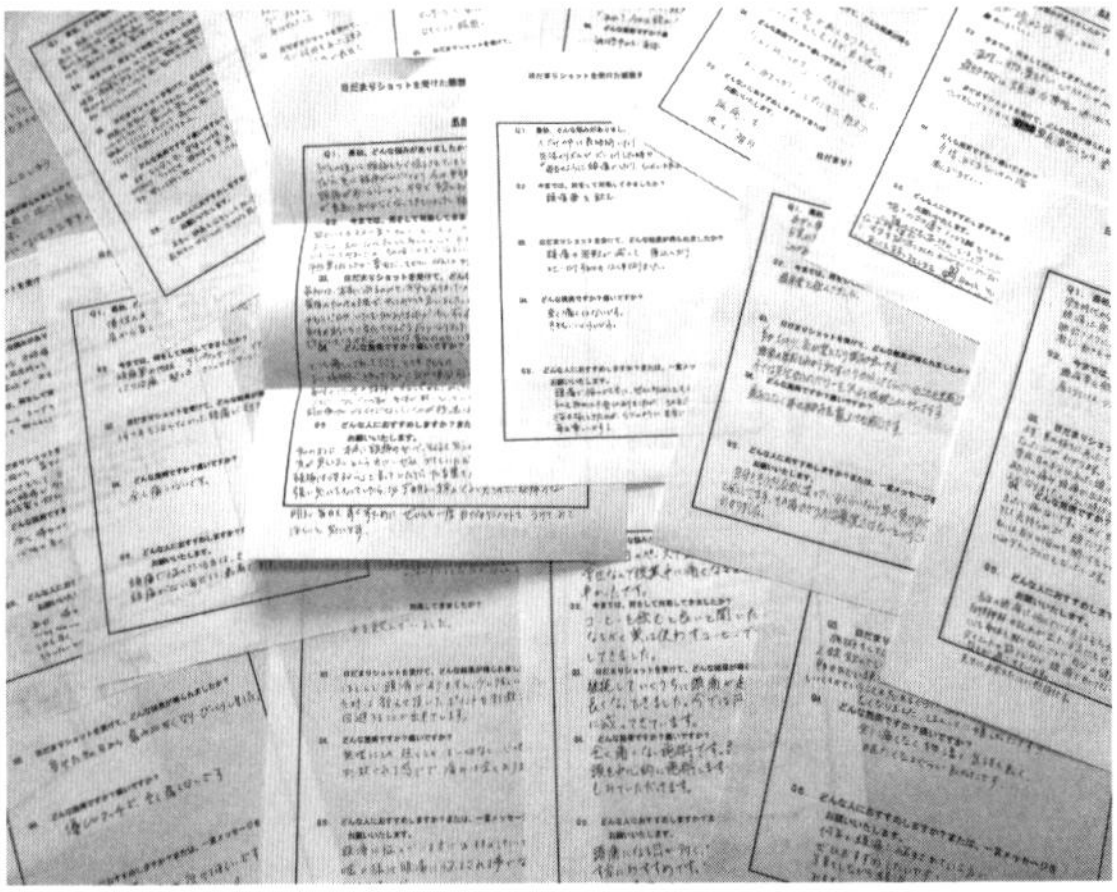
患者さん直筆の「1000の声」

このように、私たちは今後もいろんな形を通して、３０００万人の頭痛に苦しむ人たちを救っていきたいと思います。

おわりに

◎日本中の頭痛に苦しむ人をみんな笑顔にしたい

最後に私の志を読者の皆さんにお伝えしたいと思います。

私が、頭痛治療「日だまりショット」を広めている理由、そして日比塾（頭痛セラピー協会）をつくった理由、本を出した理由、頭痛治療家を全国に育てている理由、その志は「世の中を日だまりワールドにしたい」ということです。

遡ること20年前です。私は渋谷駅の路上シンガーでした。アコースティックギターを持って、渋谷駅の前で歌手になる夢を持って歌っていました。尾崎豊の『シェリー』という歌を東京の空に向かって歌っていました。サラリーマンを辞めてフリーターをして、茶色い頭髪で破れたジーパンを履いて歌っていました。

でも、歌っても歌ってもファンはできず、私の心もとっても寂しくなって、バイト暮らしに飲み込まれていきました。

そんな中でも、渋谷を歩く人たちの瞳が死んでいて、この人たちの瞳をキラキラさせたい。せっかくこの世に生まれてきたなら、「よっしゃ！　いくぜ！」という輝く瞳になってほしいという願いがず〜〜っと胸の奥にありました。

いつの間にか、私の目の輝きも生活の疲れにまみれて曇っていきました。まるで魂の抜けたゾンビのように生きていました。

でも、できることなら輝きたい！　この世に生まれ落ちて、やる気のない毎日を過ごすことがとってもつらかったです。地球上に熱い気持ちを持った太陽の人をいっぱいつくること。それが私のミッションです。

想像してみてください。瞳がキラキラと輝いている人ばっかりだったら、とっても毎日が楽しくなるでしょう。どのお店に行っても、どの学校に行っても、どの会社に行っても、エネルギーいっぱいでみんながニコニコ笑って生活していたら、気持ちがいいです。楽しく仕事している人を見ると嬉しくなりますよね！　一生懸命に部活やっている姿を見ると、微笑ましくなりますよね！　笑顔いっぱいで子どもがゲラゲラ笑っている家族の光景を見るとワクワクしますよね！　私には、そういう世の中になってほしいという根源的な願いがあります。

そして、頭痛セラピー「日だまりショット」はそれが可能なんです。首のつけ根の部分（頚椎2番）の詰まりを緩めてあげたら、頭痛がなくなるだけでなく、〝生きる意欲〟が湧いてきます。今までの状態がウソだったみたいに世界が明るく見えます。

頭痛の人は、いろんな情報を感じ取る感性が優れている人が多いので、首の詰まりが抜けるだけで、本当に生きるのが楽になります。瞳が輝いてきます。瞳の輝きは、伝染します。お母さんから、子どもへ、旦那さんへ、友達へ、親戚へとイキイキ感が伝染します。そうやって、素直に笑い合える世界になってほしいです。

◎人の役に立つ仕事はやりがいマックス！

私は、ずっと天職を探してきました。幼少期に見た仮面ライダーやウルトラマンは、正義の味方で困った人を救うヒーローでした。北斗の拳やタイガーマスク、そんなスーパーヒーローになりたかったです。でも、そんな仕事は、残念ながらありません。

私は小さい頃、タイガーマスクのお面をつくってヒーローになろうとしました。でも、敵がいませんでした。大学で空手を学びました。でも、仕事になりませんでした。歌手の道を目指しました。挫折しました。

「俺に何ができるんだ！　俺の天職って何なんだ!?」と苦悩しました。真夏の台風の堤防で、「一体俺の人生は、何なんだ～」と叫びました。音楽の夢が破れて、地元に帰ってきて魂の抜けたゾンビのように過ごしました。そして、「もう俺はダメだな」と思いました。

そうして、台風の雨でズブ濡れのまま、家の2階の自分の部屋に戻り、真っ暗の中でテレビをつけました。テレビは、イチロー選手の世界一安打記録258本の独白インタビューを放送していました。私は、情けなくて涙がいっぱい出てきました。

「俺と同い年でこの功績」「何やってんだ俺！」

自分のわがままだけで歌手を目指して、親に迷惑をかけて、夢敗れてふてくされている。それに引き換え、イチロー選手は自分の孤独に打ち克ち、人々に勇気と希望を与えている。

「よし！　俺もやろう！」

バチッとスイッチの入った瞬間でした。ずっと人に迷惑をかけてきた人生、そろそろ人の役に立ちたい。そう思って何で食っていくかを考え続けました。

◎広がる「日だまりショット」の輪

紆余曲折があり、地元蒲郡市で整体院を開業したのち、私の得意とする「頭痛治療」に特化しました。たくさんの人が笑顔になっていきました。そして、日本全国に広めたいという気持ちになりました。

頭痛治療の日々の中で、一番のやりがいは、何十年も頭痛を抱えていた人がその場で「頭痛がないです！」と涙を流して喜んでくれることです。「こんな私でも人の役に立てている」という充実感があります。

歌もダメだった。整体院もヒマだった。女性にもモテなかったダメダメ人間の私にも取り柄があった。「人の役に立てている！」「俺って生きていていいんだ！」という存在価値が充満しました。

頭痛患者さんの頚椎2番の斜面をタッチするたびに、「ああ〜〜、こんなに頑張って生きてきたんだな」「そうか〜、僕だったら耐えられないだろうな」「一生懸命に生きるって美しいことだな〜」「あ〜、この人の詰まりを抜いて笑顔にしたいな〜」という想いがめぐります。その瞬間に、頭痛の人と親友になります。心の友です。苦しい人生を歩む同志として、心で握手する感覚があります。

頭痛患者さんも頭痛のために、本当に自分の暮らしができていなかった悔しさを抱えています。問診票の「どうなりたいですか？」の質問の答えで一番多いのが「普通の暮らしがしたい」です。

頭痛のない、頭痛のことを考えない毎日。〝普通の暮らし〟がしたいのです。〝普通〟って簡単そうで一番難しいことなのかもしれません。

しかし、「日だまりショット」を受けると、どんどん笑顔になって瞳がキラキラしていきます。「先生、私、趣味の三味線を再開するので、ここを卒業します」「先生、ここは私のお守りです。一生通わせてください」「先生、私も頭痛治療家になって、私みたいな人を救いたいです」

このように、たくさんの人たちが〝意欲〟を持って生きはじめます。これが、私の夢見た日だまりワールドです。もっともっと塞がれた夢を解放してあげたいです。頚椎2番（蛇口）を解放して、彼らに「自分の人生をたくましく生きる自由」をプレゼントしたいです。

◎頭痛治療家は人の心に向き合う仕事です

全国に広がる「日だまりショット」ですが、その任務は頭痛を取ることに留まりません。子どもの頭痛が増えています。これは、とても深刻な問題です。日本の未来を担う子どもたちが、頭痛のために学校に行けずに、部活をできずに、家で苦しんで寝ています。彼らの親もまた毎日苦しんでいます。

頭痛と併発する症状として、気分の落ち込み、うつ、心の問題があります。人の心の状態は、目に出ます。元気な人は目がキラキラ輝き、元気のない人は、目が虚ろです。頭痛患者さんも同じような症状である場合が多いです。日本中、自律神経失調症で、精神が狂っているのではないかと思うほど目つきがキリキリしています。

頭痛治療をやっていく上でとても大事なのは、人間には「心」があるということです。頭痛をテクニックで取るだけでなく、人間の存在に向き合う「心の治療」が大事です。頭痛になるだけのプレッシャーを抱えていたり、大変な仕事を背負っていたり、いつも気を使って人のためにばっかり生きていたり、その人が抱える重荷の「心の杖」であることが、頭痛治療家に求められる「患者さんへの向き合い方」です。

頭痛治療が、腰痛治療などの関節治療と違うのは、人間の心という目に見えないものを見つめていくところで、それが醍醐味でもあります。

頚椎2番のズレによって塞がれた流れが通るようになっていくと、生きるのが楽になります。体が楽になることで、心も楽になるのです。頭に血流が行きっぱなしののぼせている状態から解放されると、生きる気力が湧いてきます。

◎頭痛患者さんの未来について

心の問題は、体から来ていることが多いです。昔の日本は、座禅や武道、体育で体を鍛えることによって心の強さまで育んできました。しかし、現代人は、体力の低下とパソコンやゲームなど頭脳を使う生活が多くなって、血流が常に頭のほうに上がっていいます。それが、頭痛の要因にもなってきます。

頭痛患者さんのパターンは、頭痛になってから病院に行ったり、薬を飲んだりして対処します。それでは、また頭痛になってしまいます。もともとの体の状態を良くして、体全体の流れを良くしましょう。

人間は、何か使命を持って生まれたのだと思います。何かに自分の命を燃やして生きたいと思っているはずです。あり余るエネルギーを何かにぶつけたいと思っています。封じられていて、気づいていないだけです。

生きやすい世の中とは、その人のエネルギーが向かおうとする方向に自由に生きられることです。これが未来の頭痛治療のテーマです。

そうです。頚椎2番を緩めて、エネルギッシュな生き方ができるように、気力を充実させて、その人らしい人生を生きられるようにする「体の使い方教育」こそが、頭痛治療の未来です。

◎「日だまりショット」で心に余裕のある世界平和活動

ここまで頭痛を手で治す方法に始まり、頭痛の裏側にある背景までお話してきました。読者の皆さんの中には、「そんなに簡単に治るのか?」とか、「マッサージと一緒じゃないか?」と疑問を持った方もいらっしゃるかと思います。

もし、あなたが薬を飲んでも治らない頭痛なら、ぜひ巻末の全国サイト「日だまりショットナビ」にて検索していただき、一度「日だまりショット」を受けてみることをオススメします。

頭痛の原因だけでもプロの手で確認してもらったら、納得がいくと思います。2021年より全国に広がる日だまりネットワークを駆使して、全国各地へボランティアで頭痛治療「日だまりショット」を体験してもらう活動もしていきます。

最後になりましたが、私の夢は「母子手帳に『日だまりショット』が掲載されること」です。世の中のお母さんが、その子を想うあたたかい手で「日だまりショット」を使えるようになることで、自分の子どもの頭痛を治せるようになるだけでなく、親子関係・愛情交流にとても貢献するものだと確信しています。

手に心と書いて、「たなごころ」と言います。手から愛情が伝わります。すべてのお母さんが子どもに日だまりショットを施してあげたら、とても愛情の深い子に育つと信じています。

そして、日本はおもてなしの国です。気を使う国・日本が、ミサイルという武器ではなく、「日だまりショット」という頭痛治療を武器に世界の人の頸椎2番の緊張を緩める活動をしていけば、心に余裕のある世界にできると信じています。

初の書籍化ということで、たくさんの方に応援いただき、出版することができました。これもひとえに、私の治療を受けて笑顔になってくれたたくさんの頭痛患者さん、そして頭痛治療家の道を懸命に歩んでいる弟子たち、この企画を統括していただいた現代書林の浅尾さん、小野田さん、私の成長を後ろから見つめてくれている藤さん、手のかかる息子を愛情いっぱいに育ててくれた両親、最後に売れない整体師を頭痛治療の道に導いてくれた最愛の妻に、ありがとうと伝えたいです。

あなたの頭痛人生が大逆転し、瞳がキラキラすることを心より願っています。ありがとうございました。

日だまりショット全国サイトの紹介

日比塾では、全国で頭痛セラピー「日だまりショット」が受けられるように全国サイトを公開しています。現在、北海道から沖縄まで100名以上の塾生の頭痛治療院が開業しています。

「この本を読んでどうしても頭痛が治したい」「一度、自分に合うか確かめてみたい」「どんなものかもっと詳しく知りたい」という読者の方がいらっしゃいましたら、ぜひ「日だまりショットナビ」をご覧ください。最寄りの日だまりショットの店舗であなたの長年の頭痛人生が大逆転することを心より願っています。また頭痛に関する情報や自分できる体操などもこちらで紹介しています。

日だまりショットナビ
https://hidamari-shot.net

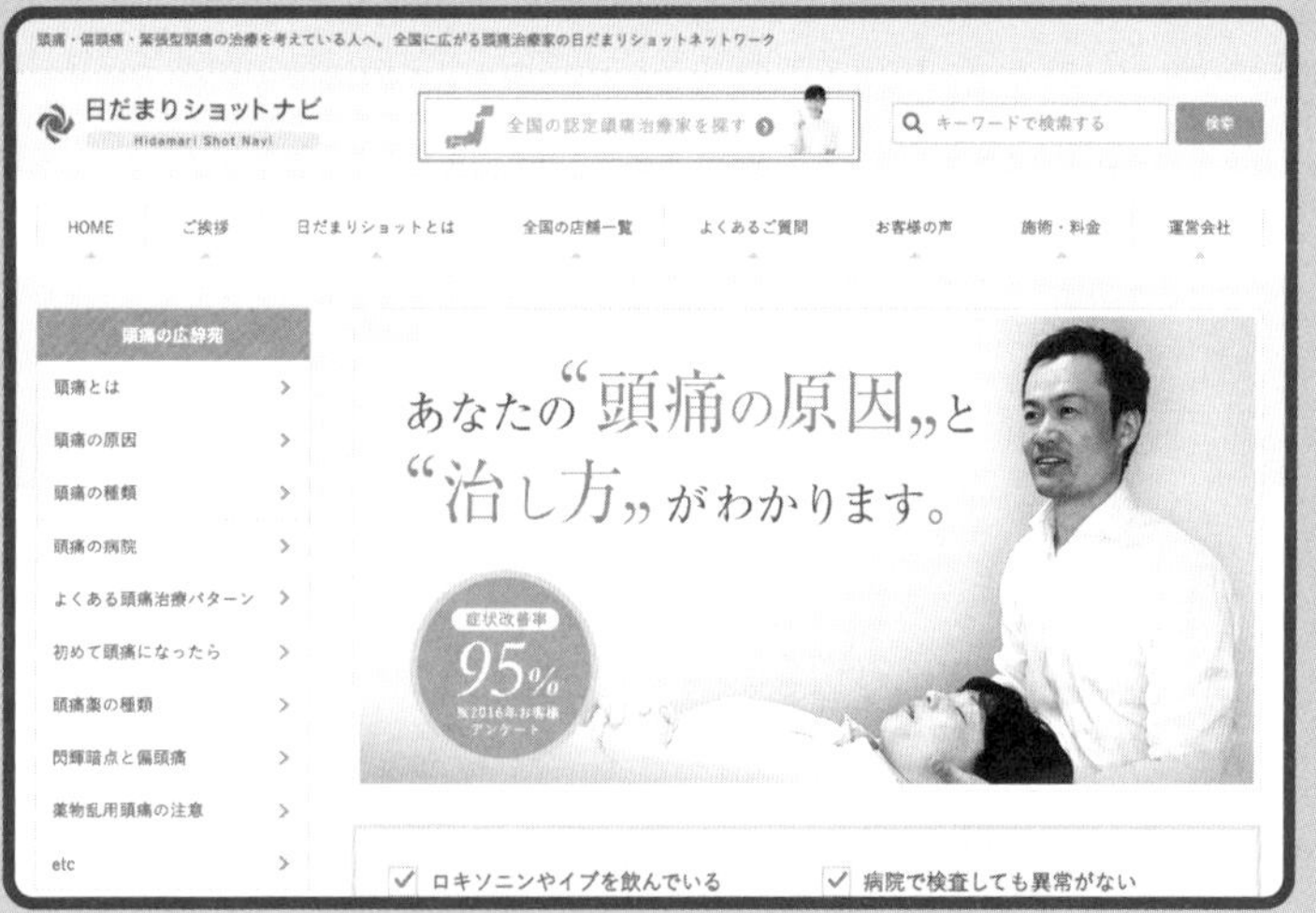

日だまりチャンネルの紹介

頭痛を自分で治すために、この本とともに頭痛治療家・日比大介が自らセルフ治療法をビデオで指南するYouTubeチャンネルを開設しています。「元気、勇気、すぐにできる」をモットーに、あなたの頭痛の対処法をこのチャンネルで学んでみてください。私の動画で、頭スッキリ! 体スッキリ! の毎日を過ごしてください。

日だまりチャンネル

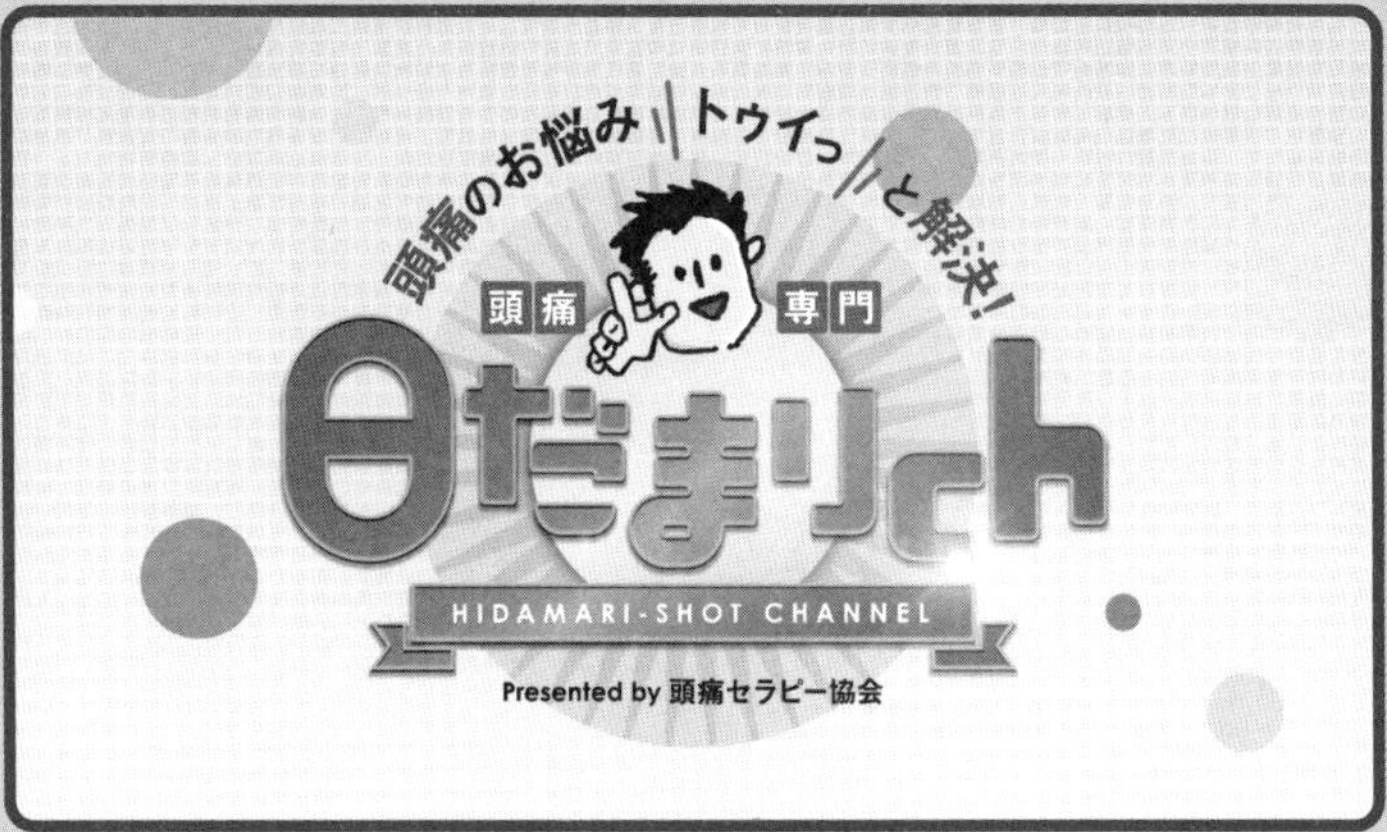

頭痛《ずつう》がない!

2020年 11月18日 初版第1刷

著 者――日比大介《ひびだいすけ》
発行者――松島一樹
発行所――現代書林
〒162-0053 東京都新宿区原町3-61 桂ビル
TEL/代表 03(3205)8384
振替00140-7-42905
http://www.gendaishorin.co.jp/

ブックデザイン+DTP――吉崎広明(ベルソグラフィック)
イラスト・図版――にしだきょうこ(ベルソグラフィック)

印刷・製本 広研印刷㈱
乱丁・落丁本はお取り替え致します。

定価はカバーに
表示してあります。

ISBN978-4-7745-1876-3 C0047